終結膝痛

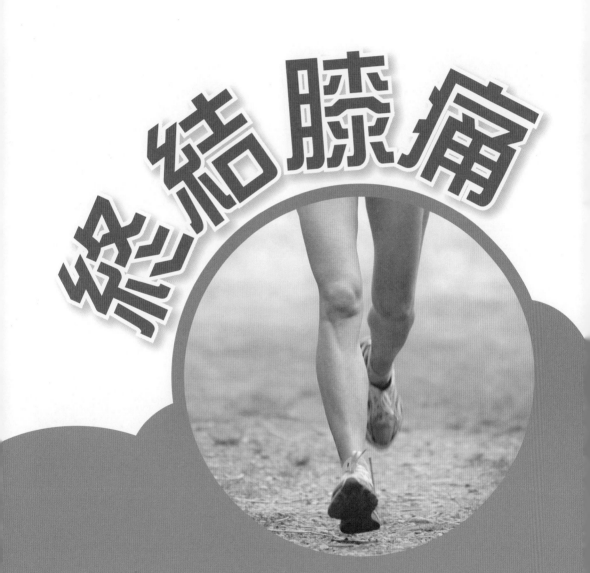

前言 Foreword

膝關節是人體重要的關節，也是結構複雜的關節，它強壯、堅固、有力，可以幫助人站立、下蹲、行走、跑跳、駕駛、健身、足球、騎馬……可以説，人類作為直立行走的高級動物，人的膝關節正是為直立行走設計的。但是，由於生活中行走、跑跳、登山、辦公室伏案工作、缺乏運動，或是打籃球、踢足球時不注意，不慎摔倒或滑倒等因素，也使膝關節成為最易受傷的關節。

膝關節腫脹、膝軟、關節彈響、膠着乃至疼痛和骨關節炎，都是膝關節常見的不良症狀。幾乎所有人都會經受膝痛，更嚴重的包括韌帶斷裂、軟骨損傷、半月板損傷、骨折、風濕性關節炎等。本書將詳細介紹膝關節嚴重傷手術後的康復訓練，預防膝關節受傷的訓練，以及避免以上提到所有膝關節不適的預防性及康復性訓練方法。

本書由力量、體能、體形訓練專家，以色列格鬥體系訓練專家張付先生著寫；北京大學第三醫院主任醫師徐雁參與並部分撰文，實現了由運動訓練學到運動醫學的跨越。

本書作者張付先生因意外造成膝關節嚴重受傷，徐雁先生正是張付的主治醫生。手術後作者基於北京大學第三醫院康復計劃和平時對康復訓練的研究，又參考美國膝關節康復訓練的各種新方法，同時結合徐雁先生對膝關節康復的指導，整合出一套居家即可進行的自助式膝關節康復與功能性訓練方

法。該方法使他手術後 4 周達到膝關節全屈曲度，4 周脫拐，8 周完成慢跑 2000 米，3 個月使膝關節基本達到受傷前狀態。

同時本書加入了膝關節受傷的預防訓練、中老年人膝關節保健與自我護理、跑步者與登山者的膝關節專項訓練等內容。

本書中介紹的手術後康復訓練，作者在手術後按計劃完成，同時大部分配圖由張付先生在手術後第 1～12 周實地示範拍攝，拍攝時他正處於膝關節康復期，比如跪坐動作顯示了張付先生的膝關節全屈曲度，徒手深蹲動作顯示了張付先生在短時間內已經可以完成下蹲，蹲位時膝關節的受力能力已經恢復到了術前水平等。

可以説，只要人想走路，人還能走路，這本書對你的生活都有參考價值，你會從膝關節相關訓練中得到更多。珍愛生活，遠離膝痛！

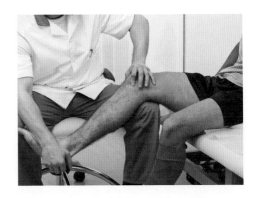

推薦序 1

在全民跑步健身的時代,科學的傷病預防和康復訓練都是剛需。國內運動康復領域的快速發展時期,張付老師是領域內有事業情懷的實踐型專家。本書針對膝關節的預防、保健、訓練和康復,給出了一個整體化的解決方案,實用至上,專業保障,強力推薦!

——國家體育總局訓練局體能中心主任

推薦序 2

中國古代有句名言:三折肱而成良醫。張付先生從一位患者華麗轉身成為一位專業膝關節康復師,令人敬佩!本書從膝關節功能解剖方面入手,為膝關節的功能鍛煉和臨床傷病康復提供了很多好的建議,值得推薦。

——國家體育總局運動醫學研究所
醫療中心主任兼運動醫學科主任

推薦序 3

Congratulations on the book!

I look forward to seeing future editions as well.

Let's work together to decrease the impact of knee injuries!

對這本書的出版表示祝賀!

同時我期待它的英文版。

讓我們共同努力,減少膝關節傷痛的影響!

——澳洲物理治療協會(APA)主席

推薦序 4

本書針對膝關節傷病預防和康復提出了一套簡單實用的訓練方法手段,強力推薦!

——解放軍特種作戰學院部隊
體育訓練教研室教授

自序 PREFACE

2013 年 9 月，我的膝關節再次受傷，經核磁共振（MRI）檢查診斷結果如下：

（1）右膝關節前交叉韌帶斷裂（2012 年前已斷）。

（2）右膝關節外側半月板後角 4 級損傷。

（3）右膝關節內側半月板桶柄狀撕裂。

（4）右膝關節積液。

想來是一種必然，發現我前交叉韌帶以及半月板有嚴重的陳舊傷患，那要追溯到 2002 年上大學時膝關節的連續 2 次傷（一次打籃球時受傷，一次跳遠時受傷），醫生說「有可能前交叉韌帶早就斷了」。我的膝關節僅僅是靠膕繩肌的部分代償功能支撐了這 11 年學習以色列軍事格鬥技術以及各種健身訓練體系，雖然膝關節一直處於半脫臼狀態。在美國，平均一天 8 ～ 10 小時的訓練使肌肉疲勞，導致代償功能下降。歸國後正當我想把海外學來和多年研究的以色列軍事警用以及民用戰術格鬥技術帶給大家時，膝關節這顆「定時炸彈」就爆炸了。

手術後當天，傷腿裹着厚厚的棉花繃帶，還有沉重的支具，我一個人躺在午夜的病床上，體味着麻醉藥過後鋼釘與骨骼融合時的疼痛。康復在當時是個大大的問號，一個腿部打着鋼釘的人，還能做些什麼？

手術後第二天，看到病友需用親人攙扶費很大的氣力才能完成一次簡單的如廁，甚至有的病友需要在護工幫助下打開塞露在床上完成大便。手術前我的預備訓練確實幫了

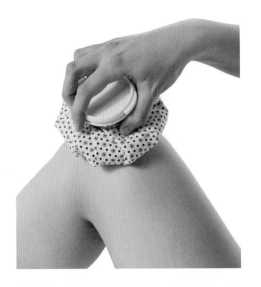

我很多：手術後我無需陪護，無需幫助，如手術前的雙杠訓練帶給了我堅實的雙拐控制能力；健肢側的單腿深蹲使我手術後第二天早上便能輕鬆完成馬桶坐便……雖然拖着疼痛的患肢，架着不便的雙拐，但一切照舊。康復也從麻醉藥過後的那刻起立即開始。這些獨特的手術前預備訓練方法也會在本書中分享給大家。

我把海外幾十種不同的膝關節康復訓練方法結合北京大學第三醫院出院的那張簡單的訓練計劃，以及過去我的訓練與教學經驗，整合在一起，開發更實用的康復訓練技術。由於醫院的康復訓練主要在於恢復膝關節的屈曲度，使患者能夠完成日常的最基本動作，而這些屈曲度訓練動作確實很有限。我把中外各種膝關節屈曲度康復訓練重新整

理並分級，結果得到了一套屈曲度恢復更全面的訓練體系。

　　大部分患者的狀態是受傷後患肢側肌肉萎縮，兩腿粗細不一致；患肢側膝關節本體感覺下降，生物應激能力下降，隨時有二次受傷風險；人體的蹲、走、跑、跳這些運動如何高效恢復……這些都是未解的問題。這套手術後康復訓練體系正好彌補了這些，讓膝關節恢復到原來狀態，同時避免二次習慣性受傷的風險。

　　手術後 1 個月複查時，我已經可以脫拐坐地鐵、轉乘公共交通工具，並步行 2000米去北京大學第三醫院了。那時我手裏拿着一份自寫的系統化膝關節康復訓練手冊，光提綱就有四十幾頁。主治醫生徐雁檢查了我的康復狀況，無論膝關節伸直度、屈曲度，還是肌力以及平衡性，都是良好的。他對我的康復訓練系統讚賞有加，並給了更多專業醫師的建議。

　　接下來我不停地查閱美國康復中心和醫院的資料，訓練、寫作記錄，同時把自己康復訓練的內容用相機記錄。本書第五章康復訓練動作基本是手術後 1～2 個月實地所拍，雖然畫質不夠精美，但是那就是我實際作為一個患者的狀態。

　　手術後第 100 天，經歷了全套居家膝關節康復訓練，首次利用器械測試膝關節康復情況。由於安全考慮，我並沒有使出全力及極限發力。

　　手術後第 100 天膝關節康復訓練測試結果，測試所有訓練動作並在 1 小時內一次完成，且所有訓練動作有視頻記錄。

（1）　杠鈴蹲起負重 100 千克輕鬆完成 12 次。

（2）　杠鈴硬拉 150 千克 2 次。

（3）　高翻 70 千克杠鈴 +12 次半程實力推。

（4）　跳躍式高翻 60 千克杠鈴 +12 次實力推。

（5）　硬拉 110 千克杠鈴 10 次。

（6）　患肢側腿單腿跳躍啞鈴障礙物 20 次。

（7）　患肢側腿單腿深蹲 12 次。

（8）　雙手各持 31.75 千克啞鈴輕鬆完成箭步蹲行走 20 次。

（9）　完成 12 次屈腿縱跳。

（10）連續往返跳躍約 50 厘米高、30 厘米寬長凳 10 次。

（11）患肢側腿作為支撐腿，完成掃腿擊靶訓練 30 次。

（12）患肢側腿作為攻擊腿，完成掃腿擊靶訓練 30 次。

（13）患肢側腿作為支撐腿，完成踢擊腹股溝擊靶訓練 30 次。

（14）患肢側腿作為攻擊腿，完成踢擊腹股溝擊靶訓練 30 次。

（15）完成戰術格鬥硬地肩滾翻受身動作 5 次。

（16）完成負重 30 千克引體向上 6 次。

（17）完成負重 25 千克引體向上 6 次。

（18）完成負重 25 千克雙杠臂屈伸 20 次。

《終結膝痛》誕生的過程中，感謝北京大學第三醫院徐雁醫生對我的醫治、指導和親自撰文，感謝馬拉松冠軍吳敏女士專門為跑步者的膝關節保健撰文並親自演示功能性訓練動作。

鳴謝危難中幫助我的朋友們：徐雁、孫志健、吳敏、傅濤、周琳、劉超、王天舒、陳藝……再次感謝你們！

同時感謝大家的支持！我們一起加油！

Tips

本測試內容不適合其他患者在手術後模仿。但測試中大量需要雙腿協同發力的動作，本人均能輕鬆完成，說明雙腿肌肉平衡性恢復良好；測試中的單腿訓練項目也充分證明了該膝關節康復訓練體系快速實現了手術側膝關節單腿支撐身體，單腿負重的能力。

再次提示：讀者需學習書中介紹的膝關節康復訓練方法，此訓練體系將幫助患者更早地站立、行走、慢跑、上下樓梯；同時完成上述動作時腿部更有力量；該訓練體系也降低了膝關節二次受傷的風險。患者不必採取負重訓練和大力踏跳等方式進行膝關節測試。

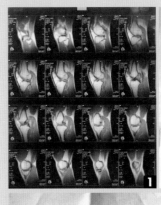
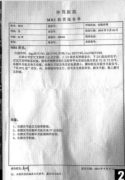
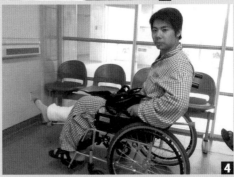

1 膝關節術前核磁共振檢查片。
2 手術前檢查磁力共振（MRI）報告。
3 手術後診斷證明書。

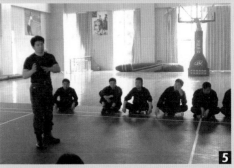

4 手術後第一天坐在輪椅上。
5 手術後半年在北京特警總隊教授以色列軍警抓捕技術。

目錄
Contents

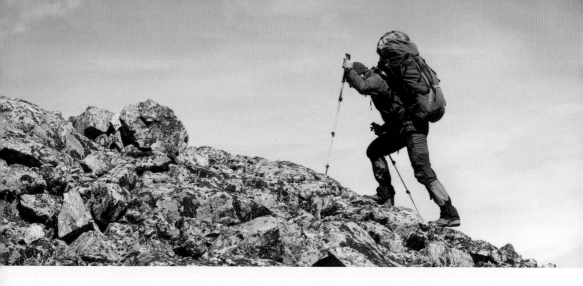

PART 1　膝關節基礎知識

目錄
Contents

如何使用本書指導你的膝關節
保健與傷後康復

本書針對不同人士的訓練系統均採用階梯式升級訓練系統，讀者可以先進行訓練測試，以確定自己屬哪個層級，然後從該層級的訓練動作開始進行單項訓練，經過 3～4 周訓練後，即可升級到下一級別的訓練，直至可以完成全部康復訓練組為止。

訓練對象

一般人士

年齡在 10～60 歲，無力量訓練基礎，且無膝關節傷病，該人士可以按照本書第二章「膝關節傷病預防訓練」逐級訓練。

膝關節傷病及膝關節手術後人士

如果膝關節受傷，在 72 小時內持續疼痛、腿拐，或在繼續訓練中仍有明顯痛感，請及時就醫。建議進行磁力共振（MRI）檢查，因為半月板、韌帶、肌腱等軟組織受傷，通常的 X 光無法檢查清楚。待醫生確診傷情無需手術治療並無大礙後，可以進行本書第五章「膝關節手術前與手術後康復訓練」。

但注意，訓練要循序漸進，參照手術後第一天的康復訓練內容練起，如果訓練者可以輕鬆完成第一天的訓練並完全沒有痛感，才可以進行下一階段的康復訓練。直至按照第五章的升級訓練系統完全可以輕鬆完成全部康復訓練組並持續 2 周以上，才可以嘗試第二章中帶有明顯負荷的訓練內容。

膝關節受傷後的傷情自我檢查

（1）膝關節在靜置時有明顯痛感、水腫，請及時就醫。

（2）膝關節在靜置時沒有痛感，也無明顯水腫，但走路時有明顯痛感，影響正常生活，請及時就醫。

（3）膝關節在靜置時沒有痛感，也無明顯水腫，走路時也無明顯痛感，可正常生活。此種情況仍然可能提示膝關節有問題，因為膝關節可能在某個角度有傷病，平時走路、逛街等動作沒有刺激到傷痛處。這種情況好比揣着一顆定時炸彈，如若遇到緊急情況需要疾跑、疾跳、急停、急轉，很可能突然發生膝關節嚴重損傷。對於此種情況的膝關節自我檢查法包括以下幾種。

膝關節伸直檢查法：膝關節伸直壓腿

基礎測試：站於某固定物前，固定物要求與腰同高或略高於腰部。把腿放於固定物上，使小腿後側或腳踝觸及固定物以支撐腿部。伸直膝蓋，腳尖向上，支撐腿儘量保持腳尖朝前，雙手始終扶住固定物以保持身體平衡，或請拍檔幫助維持身體平衡。身體前屈，利用身體重力和腹肌收縮力量慢慢向腿部施壓，儘量用手去觸碰腳尖，可以感覺到膝關節、大腿後側、臀部、小腿後側都有拉伸感。保持靜立拉伸和膝關節完全伸直，堅持 1～2 分鐘。若膝關節完全無痛感或不適感，說明膝關節能夠完成伸直動作，並在此位置沒有明顯受傷。

升級測試：負重膝關節伸直壓腿。

在膝關節上方偏大腿前部位置，加 2 ～ 3 千克沙袋負重，完成膝關節伸直壓腿，如果膝關節完全無痛感或不適感，說明膝關節能夠完成伸直動作，並在此位置沒有明顯受傷。

如果做以上兩個測試，膝關節有明顯痛感，建議及時就醫。

全屈曲角度檢查法：跪坐測試

訓練者跪姿開始，兩腿併攏，用臀部慢慢向小腿後側下坐。腳自然向後，踝關節成蹠屈位，不要向兩側外翻。利用體重慢慢向下坐，直到臀部可以觸碰到腳踝。然後身體放鬆，大小腿完全貼附在一起，臀部完全坐於腳踝上，保持 1 ～ 3 分鐘。

若跪坐過程中出現膝關節痛感，請立刻停止測試，就醫。若可以完成測試並完全沒有不適感，說明膝關節可以完成全屈曲度。

折疊蹲受力檢查法

測試者手扶固定物在保護下深蹲，用體重逐漸向下蹲，以增大膝關節屈曲角度，儘量完成大小腿的折疊，並使臀部觸及腳踝，保持這一姿勢 1 ～ 2 分鐘。

若下蹲過程中出現膝關節痛感，請立刻停止測試，就醫。若可以完成測試並完全沒有不適感，說明膝關節在最大屈曲度時可以承受自身體重。

如果訓練者膝關節傷病很重，接受了正規醫院運動醫學科的膝關節手術，則手術後第二天，患者可以結合醫生建議、醫院手術後康復指南及本書第五章「膝關節手術前與手術後康復訓練」進行膝關節康復訓練，直至膝關節康復到受傷前的水平。如果訓練安排得當，患者膝關節穩固度及本體感覺能力甚至可以康復到超過受傷前的水平。

年齡超過 60 歲的老年人

請參照本書第四章「中老年膝關節保健與自我護理訓練」進行保健訓練。

辦公室白領及伏案工作者

請參照本書第二章「膝關節傷病預防訓練」逐級訓練。

跑步者

請參照本書第三章第一節「跑步者的膝關節保健與功能性訓練」以及第二章「膝關節傷病預防訓練」逐級訓練。

登山者

請參照第三章第二節「登山者的膝關節保健與功能性訓練」以及第二章「膝關節傷病預防訓練」逐級訓練。

對抗性運動、戶外運動的參與者

比如各種球類運動、搏擊運動、戶外越野類運動，這部分參與人士可參照第二章「膝關節傷病預防訓練」，着重學習膝關節平衡性、本體感覺、防摔防傷訓練，以減少膝關節受傷的機率。

健身教練

健身教練可以把本書中加固膝關節的肌肉訓練、膝關節康復訓練、膝關節功能性訓練，以及針對不同人士的特種膝關節訓練組加入到自己給會員制訂的健身計劃中，既可針對膝關節薄弱的會員，又可以增加私教課的實用性並豐富私教課的內容。

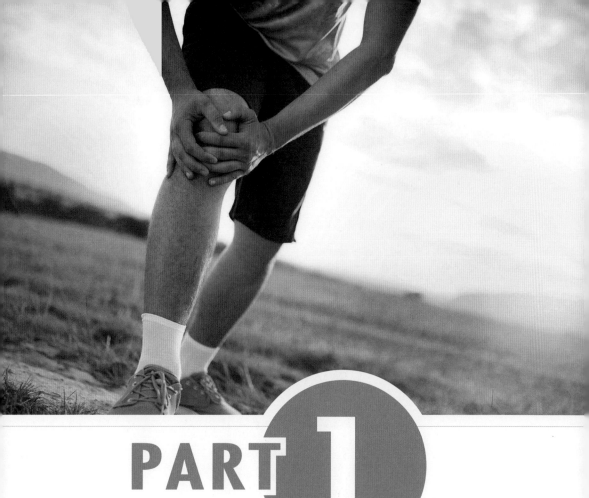

PART 1

膝關節基礎知識

　　無論是加強薄弱的膝關節，還是進行膝關節傷病的康復訓練，先瞭解膝關節的解剖結構、生理功能及膝關節傷痛原因，才能進行科學的強化訓練或者康復訓練。

瞭解膝關節的結構與常見傷

膝關節的韌帶結構

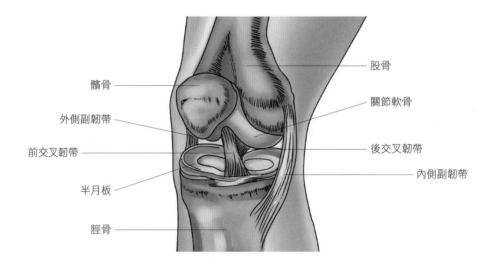

髕骨

外側副韌帶

前交叉韌帶

半月板

脛骨

股骨

關節軟骨

後交叉韌帶

內側副韌帶

　　關節囊較薄而鬆弛，附着於各骨關節軟骨的周緣。關節囊的周圍有韌帶加固。膝關節韌帶較多，對關節穩定性有重要作用。主要韌帶有：內外側副韌帶、前後交叉韌帶、髕韌帶和膕斜韌帶。

膝關節內側副韌帶

結構特點

　　膝關節內側有膝關節內側副韌帶，為扁帶狀，起自內收肌結節，止於脛骨內側髁內側。

常見傷

　　當膝關節處於輕度屈曲位時，關節外側遭到重力或重創可引起該韌帶的損傷。

　　膝關節韌帶損傷中以內側副韌帶損傷最多見，損傷多發生於膝關節輕度屈曲位時小腿驟然外展而造成內側副韌帶損傷。如足球籃球運動的急轉急停，或重力砸於膝關節的外側可致，抑或從支撐腿膝關節外側大力撞擊，均可能造成膝關節內側副韌帶斷裂。

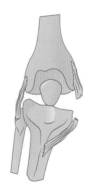

輕者可發生韌帶撕裂，或部分纖維斷裂；嚴重者可發生完全斷裂、合併前交叉韌帶斷裂及半月板損傷。

加強訓練原則

通過大腿內收肌群緩慢發力收縮，牽拉膝關節內側副韌帶，逐漸使該韌帶趨於堅韌、肥厚。

膝關節外側副韌帶

結構特點

膝關節外側有膝關節外側副韌帶，是獨立於關節囊外的圓形纖維束，起自股骨外上髁，它的遠端呈腱性結構，與股二頭肌腱合成聯合肌腱結構，一起附着於腓骨小頭上。

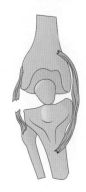

常見傷

屈膝時膝關節外側副韌帶鬆弛，伸膝時韌帶緊張。膝關節外側副韌帶一般不易發生運動損傷，一旦發生則可能伴有膝關節外總神經的牽拉或斷裂。運動時，應避免單腿直腿支撐身體並受到外側向力撞擊，以免造成膝關節外側副韌帶受傷。

加強訓練原則

在伸直膝關節時，舒緩地使膝關節外側副韌帶受力，以增加該韌帶的堅韌度。比如本書介紹的「單腳街舞式側滑步」訓練，對膝關節外側副韌帶就有訓練作用。

前交叉韌帶

結構特點

膝關節內部有前交叉韌帶。該韌帶的前內側束起自股骨外側髁的內側面，斜向前下方，止於脛骨髁間隆起的前部和內外側半月板的前角；後外側束起自脛骨髁間隆起的前方，向後上方，向外止於股骨外髁的內下方。

常見傷

膝關節伸直位下內翻損傷和膝關節屈曲位下外翻損傷都可以使前交叉韌帶斷裂。一般前交叉韌帶傷往往合併內外側副韌帶與半月板損傷。另外，來自膝關節後方、脛骨上端的暴力，也可使前交叉韌帶斷裂。籃球、足球運動的急轉急停，單腳落地後膝關節出現橫向應力，滑倒、車禍、高處跳下等情況均可造成前交叉韌帶斷裂。

由於一般人對前交叉韌帶損傷認識不足，前交叉韌帶斷裂後可能不影響日常生活（尤其膕繩肌發達者）。前交叉韌帶損傷後超過 3 個月不治療，則半月板損傷幾乎成為必然，隨之而來的就是關節軟骨損傷、關節

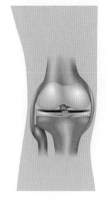
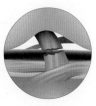

退變等不可逆疾患。如果感覺不能在快速行走中急停或急轉彎，就應該諮詢運動醫學科醫生，明確是否有前交叉韌帶損傷。

加強訓練原則

增加膕繩肌力量和膝關節本體感覺能力，有利於在膝關節後側脛骨上端受到外力時，產生膕繩肌反射性收縮，使膝關節屈曲，從而抵抗膝關節後方的力，減少前交叉韌帶受傷的風險。

後交叉韌帶

結構特點

膝關節內部有後交叉韌帶。該韌帶起自股骨內側髁的外側面，斜向後下方，止於脛骨髁間隆起的後部和外側半月板的後角。

常見傷

膝關節處於屈曲位或伸直位，來自前方的使脛骨上端後移的暴力都可以使後交叉韌帶斷裂。比如足球的鏟球動作，如果鏟球者鏟到對方球員脛骨正面上端，很可能造成後交叉韌帶斷裂。膝關節受到嚴重的扭轉或撞擊，可能同時造成前後交叉韌帶斷裂。

加強訓練原則

增加膕繩肌、股四頭肌力量和膝關節本體感覺能力，有利於在膝關節前側脛骨上端受到外力時，產生腿部肌肉反射性收縮，從而抵抗膝關節脛骨側上方的受力，減少後交叉韌帶受傷的風險。

髕韌帶

膝關節前方有髕韌帶，是股四頭肌肌腱的延續（髕骨為該肌腱內的籽骨）。

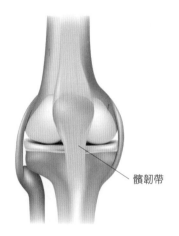

髕韌帶

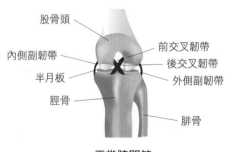

正常膝關節

股骨頭
內側副韌帶
半月板
脛骨
前交叉韌帶
後交叉韌帶
外側副韌帶
腓骨

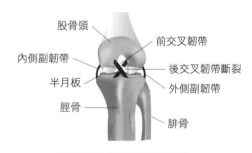

膝關節的後交叉韌帶斷裂

股骨頭
內側副韌帶
半月板
脛骨
前交叉韌帶
後交叉韌帶斷裂
外側副韌帶
腓骨

常見傷

股四頭肌爆發性急速收縮，強大的力造成脛骨粗隆附着點部分纖維撕脫或撕裂傷，或髕骨韌帶起點兩側的部分纖維和血管受損。在修復過程中，如出現髕韌帶重複性受損或出現代謝障礙，可能造成黏連、攣縮等改變，從而引起頑固性慢性疼痛。

加強訓練原則

通過股四頭肌的緩慢發力牽拉髕韌帶，及訓練負荷的階梯性增加，逐漸使髕韌帶趨於堅韌、肥厚。

膕斜韌帶

結構特點

膝關節後方有膕斜韌帶，由半膜肌肌腱纖維部分編入關節囊所形成，可以防止膝關節過伸。

常見傷

膕斜韌帶運動單純傷較少見，更多是和交叉韌帶、內外側副韌帶及半月板的合併傷。

加強訓練原則

通過半膜肌緩慢發力收縮，牽拉半膜肌腱和膕斜韌帶，逐漸使膕斜韌帶趨於堅韌、肥厚。

膝關節周圍的軟骨結構

半月板

結構特點

半月板由2個纖維軟骨板構成，墊在脛骨內、外側髁關節面上，半月板外緣厚，內緣薄。

內側半月板：呈「C」字形，前端窄，後部寬，外緣中部與關節囊纖維層和脛側副韌帶相連。

外側半月板：呈「O」字形，外緣的後部與膕繩肌腱相連。半月板的作用是加深關節窩，緩衝震動和保護膝關節。

常見傷

當膝關節處於屈曲位、脛骨固定時，股骨下端由於外力驟然過度旋內、伸直，可導致內側半月板撕裂。如該時股骨下端驟然外旋、伸直，外側半月板也可發生破裂。同時起跳或高處落下時，如果人體的緩衝技術不到位，也可以造成半月板撕裂；此外膝關節在急速扭轉時，又受到橫向外力，也易造成半月板撕裂，同時可能併發膝關節前交叉韌帶撕裂或斷裂。

預防訓練原則

減少踏跳時對半月板的衝擊，主要是通過利用肌肉的應激收縮來緩衝踏跳時的衝擊力，減少身體對半月板的衝擊力。具體做法是提高腿部肌肉力量，增加腿部肌肉離心收縮緩衝能力，加入受身技術等方法綜合減少半月板所受衝擊力，最終延長半月板的壽命，減小半月板受傷機率。

脛骨平台軟骨

結構特點

脛骨的近端的幹骺端及關節面，骨科上稱此解剖位置為脛骨平台。脛骨平台處的軟骨即為脛骨平台軟骨。

常見傷

脛骨平台軟骨受傷可由間接暴力或直接暴力引起。高處墜落傷時，足先着地，再向

側方倒下，力的傳導由足沿脛骨向上，墜落的加速度使身體重力向下傳導，共同作用於膝部。由於側方倒地產生的扭轉力，導致脛骨內側或外側平台軟骨受傷，同時多併發半月板傷。當暴力直接打擊膝內側或外側時，使膝關節發生外翻或內翻，可導致外側或內側平台軟骨或韌帶損傷，嚴重者可能併發脛骨平台骨折。

預防訓練原則

該訓練原則和預防半月板受傷的訓練原則相近。關鍵是加強腿部肌肉肌力，提高膝關節本體感覺能力，增強腿部肌肉離心收縮緩衝能力，及學習倒地落地受身技術。

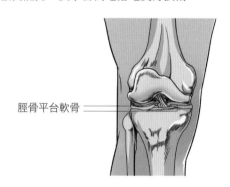

脛骨平台軟骨

膝關節周圍的肌肉結構

膝關節周圍屈肌群

股二頭肌

包括股二頭肌長頭和股二頭肌短頭。

股二頭肌長頭，其起於坐骨結節，止於腓骨小頭。

功能：膝關節屈曲和外旋。

股二頭肌短頭，其起於股骨脊外側唇，止於腓骨小頭。

功能：膝關節屈曲、外旋。

半膜肌

其起於坐骨結節，止於脛骨內側髁並延續為膕斜韌帶附着於關節囊。

功能：使膝關節屈曲、內旋，並能緊張膝關節囊。

半腱肌

半腱肌位於大腿後側，起自坐骨結節，止於脛骨上端內側面。

功能：伸髖關節、屈膝關節並微旋外膝關節。

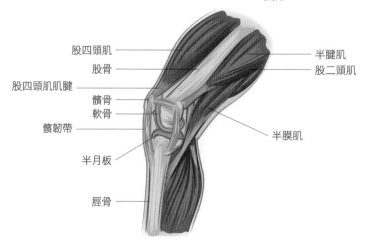

股四頭肌
股骨
股四頭肌肌腱
髕骨
軟骨
髕韌帶
半月板
脛骨

半腱肌
股二頭肌
半膜肌

膝關節周圍伸肌群

股四頭肌，其有四個頭，分別稱為股直肌、股外側肌、股中間肌及股內側肌。四個頭向下匯成股四頭肌肌腱，附着於髕骨，往下接髕韌帶止於脛骨粗隆。

股直肌

起自髂前下棘和髖臼上緣，止於脛骨粗隆。

功能：伸膝關節、屈髖。

股外側肌

起自大轉子和股骨脊外側唇，止於股四頭肌肌腱。

功能：伸膝關節。

股中間肌

起自股骨前面，止於股四頭肌肌腱。

功能：伸膝關節。

股內側肌

起於股骨脊內側唇，止於股四頭肌肌腱。

功能：伸膝關節。

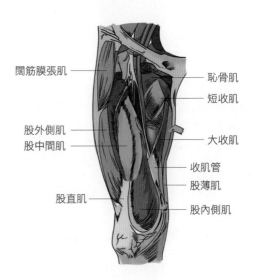

闊筋膜張肌 ── 恥骨肌 / 短收肌 / 大收肌 / 收肌管 / 股薄肌 / 股內側肌
股外側肌 / 股中間肌 / 股直肌

膝關節周圍其他結構

翼狀襞

在關節腔內，位於髕骨下方的兩側，含有脂肪的皺襞，填充關節腔。

作用：增大關節穩固性，有緩衝震動的功能。

髕上囊和髕下深囊

位於股四頭肌腱與骨面之間。

作用：減少肌腱與骨面之間的摩擦。

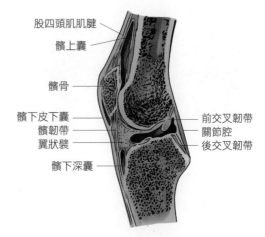

股四頭肌肌腱 / 髕上囊 / 髕骨 / 髕下皮下囊 / 髕韌帶 / 翼狀襞 / 髕下深囊 / 前交叉韌帶 / 關節腔 / 後交叉韌帶

正中矢切面

Chapter 2 引起膝傷（膝痛）的原因及易患人士

膝關節常見傷病及不良症狀

骨性關節炎

由於運動時不注意動作的規範，忽視緩衝技術訓練，辦公室一族忽視腿部訓練造成膝關節軟骨退化等諸多因素，出現骨性關節炎症狀。

慢性骨性關節炎特點為活動多時疼痛加重，休息後減輕，再活動時仍可疼痛，甚至更重。上下樓梯較為困難，只能用好腿或症狀輕的一條腿拖着疼痛腿上下樓梯，而不能像正常人一樣兩腿交替上下樓梯，往往是下樓梯比上樓梯更困難。關節扭傷、着涼、過勞常可誘發或加重關節疼痛。疼痛嚴重者腿不能活動，而且影響睡眠。

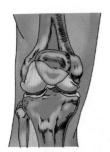
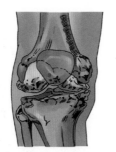

正常膝關節　　　被骨性關節炎破壞的膝關節

膝軟

膝軟就是通俗講的「發軟蹄」，行走中膝關節突然發軟，欲跪倒或摔倒的現象，可能伴有劇痛。

針對膝軟的訓練方略以增加腿部肌肉力量為主，同時減少踏跳和跑動時體重對膝關節軟骨的衝擊。增加腿部肌肉力量的訓練動作可參見第二章「膝關節傷病預防訓練」。

「膠着」現象

膝關節退化或外傷後，可能出現「膠着」現象，即關節在某一位置較長時間靜止不動之後，再活動時非常疼痛，屈伸不能，必須緩慢地逐漸活動一會，「膠着」現象才會逐步消失，膝關節才能屈伸運動。如坐公共汽車，往往需要提前一站站起，充分活動關節後，才能完成下車動作。膝關節扭傷後、膝關節手術後，也常會出現「膠着」現象。

「膠着」現象的康復訓練原則是膝關節屈曲度訓練、靈活度訓練兼顧腿部肌肉訓練。以上訓練本書會有詳細介紹。

關節絞鎖

絞鎖是指在行走等運動過程中，膝關節突然被鎖在某一位置上不能運動，像有東西將關節「卡住」一樣，常需要試探着將關節搖擺屈伸，往往在感到「咯噔」響後，關節才恢復原先的活動。關節軟骨剝脫形成的游離體及破裂的半月板是引起關節絞鎖的常見原因。一般膝關節運動傷，或是不成功的手術，均可造成膝關節絞鎖現象。

若膝關節出現絞鎖現象，建議去醫院運動醫學科進行治療。

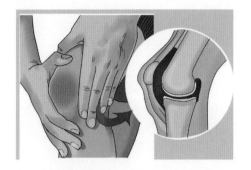

膝關節功能障礙

由於軟骨破壞、骨贅形成、滑膜增生，導致膝關節不能完全伸直，屈曲也不完全，不能下蹲和持重，甚至坐便都困難。

避免膝關節功能障礙的原則是在醫院檢查確保膝關節結構完整的情況下進行相應的功能性訓練。膝關節功能性訓練包括伸直訓練、屈曲訓練、肌肉力量訓練、關節本體感覺訓練、平衡性訓練等，這些訓練要根據患者的具體情況進行針對性練習。所有膝關節功能訓練內容在本書中均有詳細介紹。

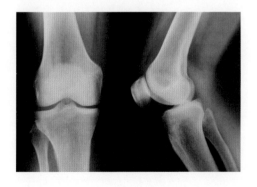

膝關節畸形

隨着慢性關節炎發展，抑或以上所提到的膝關節疾患未得到及時治療和功能性訓練，關節退化嚴重，膝關節變粗大，出現畸形，如中老年 O 型腿。街頭上經常看到有老年人出現 O 型腿，其實很多情況都可以通過中老年膝關節功能性訓練予以預防。中老年人根據本書第四章「中老年膝關節保健與自我護理訓練」進行膝關節功能性訓練，將有效減少中老年人患有 O 型腿的機率。

> **Tips**
>
> O 型腿患者需先去醫院進行治療，遵醫囑後再進行本書的膝關節功能性訓練。

關節腫脹

關節腫脹來源於滑膜增生和關節內積液，初期常因扭傷、着涼而發作，以後可能變為持續性腫脹，同時伴有關節活動時的摩擦感或彈響聲。

急性外傷性膝關節疾患

運動人士常會出現外傷性膝關節疾患，或者從高處掉下、交通事故、工傷等意外也會產生急性外傷性膝關節疾患。

其中常見的損傷有：骨折、膝關節附屬韌帶的撕裂或斷裂、膝關節附屬肌腱的撕裂或斷裂、半月板損傷或撕裂、脛骨平台軟骨傷、關節囊受損等。出現以上情況應及時就醫，痊癒後可以根據本書第五章「膝關節手術前與手術後康復訓練」進行膝關節康復訓練，直至患者膝關節康復到受傷前的水平。

引起膝傷（膝痛）的五大原因

膝關節虛弱型

膝關節及其附屬結構過於虛弱，此種情況增加了膝關節受傷的機率，並會使膝關節退化時間提前，縮短膝關節壽命。

此類人士常見於經常在辦公室工作而缺乏運動者，如辦公室白領、企業管理者、行政人員、教師等。在摔倒或滑倒時，這類人士的膝關節受傷機率和受傷程度也高於其他職業，同時他們出現膝關節退化的時間會比其他人士早。

這類人士出現膝關節不良症狀有膝軟、膝關節骨性關節炎。此類人士在老年後，老年性膝關節疾患的發生率增大。

膝關節勞損型

一種情況是膝關節及其附屬結構缺乏鍛煉所致；另一種情況是膝關節及其附屬結構過度鍛煉或者過度體力勞動所致，即運動或體力勞動過度造成膝關節及其附屬結構發生勞損。

這類人士出現的膝關節不良症狀主要是骨性關節炎及慢性勞損性滑膜炎。

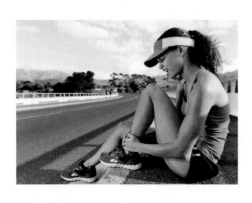

可避免的外傷

不當運動與不當應激方式可造成膝關節外傷。例如籃球運動員空中爭搶籃板下落時單腳落地，造成膝關節扭傷。如果該運動員運用受身摔或倒技術即可把膝關節承受的力分散給全身，從而避免膝關節受傷。再如，不慎滑倒或摔倒後扭傷膝關節，也可以用本書介紹的防摔受身技術減少受傷的機率。

這種情況出現的膝關節傷病主要是急性外傷性膝關節疾患。

老年性膝關節傷病

隨着年齡的增長，腿部的膝關節由於過度使用、年輕時不注意保護、老年性退化等原因，造成各種老年性膝關節傷病。這類人士出現膝關節不良症狀或病症有中老年膝關節骨性關節炎、膝軟、「膠着」現象、膝關節功能障礙、關節腫脹等。

不可抗力造成的外傷

高處墜落、車禍、工傷等造成的外傷都是不可抗力造成的外傷。

無論是可避免的外傷，還是不可抗力造成的膝關節外傷，在醫院運動醫學科進行治療恢復膝關節結構形態後，都要進行相應康復訓練。

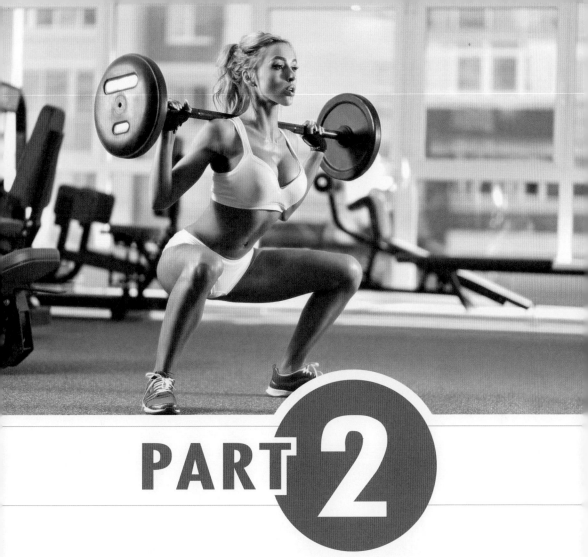

PART 2

膝關節傷病預防訓練

　　長期進行長跑運動、劇烈彈跳運動以及從事體力勞動，都很容易造成膝關節損傷。同時，長期伏案工作缺乏鍛煉，易造成膝關節過早退化，容易得慢性關節病。

　　很多膝關節疾病在臨床上屬頑固性疾病，沒有什麼特效藥，保守治療則會伴隨膝關節疼痛，而且會反覆發作；當症狀嚴重到一定程度，多採取手術治療，例如關節鏡微創手術、關節置換等。無論保守治療還是手術治療，都會給患者帶來極大的痛苦和生活上的不便。即使經過手術，各種病變仍易反覆發作，可能伴隨患者一生。

　　所以與其等待膝關節受傷後被動接受手術治療，不如通過專門的功能性訓練增加膝關節功能，有效延長膝關節壽命，減少膝關節受傷機率。

加固膝關節的 肌肉力量訓練

Chapter 1

腿部肌肉，尤其大腿部肌肉的力量和神經肌肉控制能力，對膝關節穩固度至關重要。腿部肌肉可以在膝關節受到外力或內力時承擔並緩解受力，從而有效地保護膝關節韌帶、軟骨等輔助結構免於受傷。

所以，若膝關節受傷，必須去醫院檢查，韌帶斷裂者要接受手術，即使人肌肉發達，但隨着年齡的增長，一旦肌肉力量不支，關節極容易二次受傷。斷裂的韌帶等於身挾一枚定時炸彈，隨肌肉力量的下降，隨時爆發。

腿部功能性肌肉訓練對膝關節有良好加固作用，可明顯減少膝關節受傷率，也可加速受傷後膝關節的恢復速度。科學的功能性腿部肌肉訓練甚至能讓膝關節受傷後痊癒的腿產生比術前更強的運動能力。

以下訓練用於無傷關節的加固和功能性加強，以及膝關節傷痛痊癒者使用，以增加腿部機能的恢復速度。

股四頭肌訓練 加固膝關節

股四頭肌解剖結構與功能

股四頭肌位於大腿前側，為腿部最強肌肉，對加固膝關節起重要作用。股四頭肌有四個頭，分別稱為股直肌、股外側肌、股中間肌及股內側肌。四個頭向下匯成股四頭肌肌腱附着於髕骨，往下接髕韌帶止於脛骨粗隆。

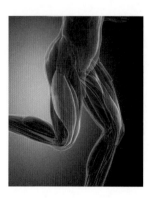

股四頭肌對膝關節的保護作用

股四頭肌收縮時，可以通過牽拉脛骨，產生伸膝動作。良好的股四頭肌力量可以使伸膝發力動作更加穩定。同時從高處跳下時，在腳着地的一瞬間，人會通過下蹲動作進行衝擊力緩衝。此時股四頭肌會離心收縮發力抵消這個落地衝擊力，從而保護膝關節、脊柱和大腦，減少衝擊力給三者帶來的震盪，同時減少人在落地一剎那膝關節受傷的機率。

> **Tips**
>
> 由於股四頭肌肌腱與髕韌帶相連，對於韌帶重建術採用自體髕韌帶為材料的患者，進行下列訓練時，要把訓練期向後錯開 2 個月或遵醫囑。

—訓—練—方—法—

1 零基礎訓練靠牆靜蹲

訓練目的

靠牆靜蹲是提高股四頭肌肌力最基礎的靜力訓練，適合各種人士。該動作屬靜力訓練，由於通過靠牆動作可以控制膝蓋與腳尖的位置，所以可以人為控制下蹲時身體對髕軟骨和髕韌帶的壓力。

該動作是所有深蹲類動作中對膝關節壓力最小的動作，所以其可以作為膝關節受傷後的股四頭肌維持訓練以及傷病膝關節康復期的恢復性功能訓練，也可以作為中老年人增加股四頭肌肌力的訓練。

➲ 動作詳解

背靠牆，雙足分開，與肩同寬，身體呈現下蹲姿勢，使小腿與地面垂直。大腿和小腿之間的夾角近似 90 度。不要蹲得太深，以免增加髕軟骨壓力。保持這個姿勢不動，直到力竭。此時雙臂可以自然下垂或置於大腿上。

➲ 訓練組次數

每次蹲到力竭為一次訓練，休息 1～2 分鐘，再進行下一次訓練。訓練日不超過 4 次靜蹲訓練。

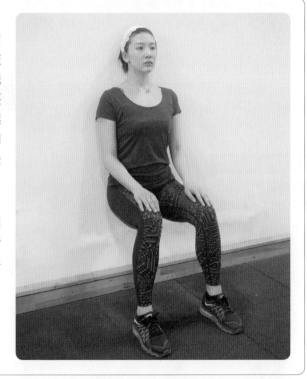

2 逐步升級坐式深蹲

普通坐式深蹲

訓練目的

有效提高腿部肌肉力量，同時對坐位到立位動作轉換能力有訓練效果。中老年和膝關節退化者也可訓練。

➲ **動作詳解**

找一張牢固的凳子，其凳子高度大於等於訓練者膝關節高度。訓練者站於凳子前 10 厘米，向下坐，使臀部着實坐在凳子上，然後兩腿發力，將身體從凳子上站起，保持直立位。在坐下站起的過程中，腳在地面沒有滑動或其他位移。站起時呼氣，下坐時吸氣。

➲ **訓練組次數**

每次訓練 3～4 組，每組訓練 12～20 次。

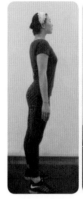
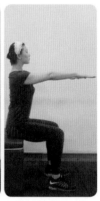

單腿坐式深蹲

訓練目的

強化腿部肌肉在單腿支撐身體不穩定狀態時的發力，也可有效訓練膝關節在單腿支撐不穩定狀態時的關節牢固度及本體感覺。該動作也作為單腿深蹲的預備訓練。

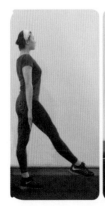
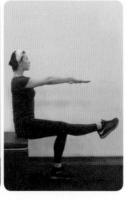

➲ **動作詳解**

找一把牢固的凳子，凳子高度等於或略高於膝關節。坐於凳子上，單側腿發力，單腿站起並伸直膝關節，另一側腿抬起懸空；然後單腿下蹲完成下坐。站起時呼氣，下蹲時吸氣。

➲ **訓練組次數**

每次訓練 3～4 組，每條腿均訓練 8～12 次為 1 組。

3 全天候訓練徒手深蹲

訓練目的

　　全天候訓練腿部股四頭肌和膕繩肌，有一定靜蹲或馬步基礎者學習徒手深蹲更容易。

Tips

如果下蹲時膝關節總超過腳尖，或無法完成後坐動作，可在身後放一張矮凳子輔助完成動作。當掌握動作後再撤掉凳子完成徒手深蹲。

➲ **動作詳解**

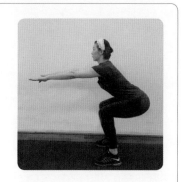

　　兩腿分開直立，與肩同寬，雙手掌心向下前平舉，下蹲動作像紮馬步那樣向後坐，使膝蓋不超過腳尖；當大腿與地面平行時可頂峰收縮 1～2 秒鐘，然後起身回歸直立狀態，同時雙手回擺到身體兩側。下蹲時呼氣，站起時吸氣。

➲ **訓練組次數**

　　每次訓練 3～4 組，每組訓練 12～20 次。

4 力量源泉槓鈴深蹲

訓練目的

　　提高大腿、臀部的絕對力量，訓練股四頭肌和膕繩肌，增強腰背及膝關節穩定性和牢固度。

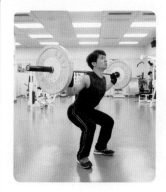

➲ **動作詳解**

　　直立，兩腳略寬於肩，腳趾略微向外，雙手握緊槓鈴桿（握距寬於肩寬），將槓鈴置於斜方肌肌肉肥厚處，從深蹲架上取下槓鈴並保持身體平衡。身體盡可能下蹲，大腿至少要與地面平行，控制好膝蓋不要超過腳尖以保護膝關節。保持身體挺直或略往前傾，保持下背挺直。

➲ **訓練組次數**

　　每次訓練 3～4 組，每組訓練 8～12 次，每周訓練 1～2 次。

膕繩肌訓練 加固膝關節

膕繩肌解剖結構與功能

膕繩肌位於大腿後側，對維持膝關節穩定性和牢固度有很強作用，同時對於維持人體直立和增加跑速起重要作用。膕繩肌包括股二頭肌、半腱肌、半膜肌三大部分。

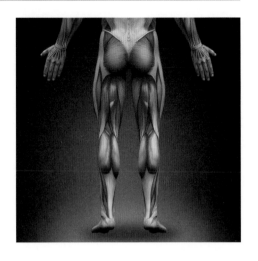

─ 訓 ─ 練 ─ 方 ─ 法 ─

1 伸直位啞鈴直腿硬拉 加固膝關節

訓練目的

強化膕繩肌和臀大肌，從後側加固膝關節，同時可訓練到斜方肌，也可以預防長期久坐者的腰肌勞損。

> **◯ 動作詳解**
>
> 站距同肩寬，膝關節微屈，上身前傾，腰部挺直，兩手向下抓到啞鈴。然後利用膕繩肌、臀大肌和腰部肌肉發力完成身體的直立，再進行下一次動作。躬身時吸氣，起身時呼氣。
>
> **◯ 訓練組次數**
>
> 每次訓練 3 ～ 4 組，每組訓練 8 ～ 12 次。

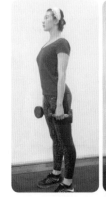
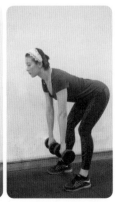

2 | 動作升級杠鈴硬拉

訓練目的

提高股後肌群、臀大肌、下背及上背的絕對力量，提高腰部和膝關節的穩定性和衝撞時的抗衝擊能力。重量選擇：60% ～ 85% 極限重量。

➲ 動作詳解

腳趾朝前，兩腳站距寬於臀部。下蹲，掌心向下，在雙膝外側位置抓杠。保持下背挺直，腳跟向地面發力。腿、臀、腰、背依次連貫發力拉起杠鈴，同時向前推臀部，直起腰身，直到杠鈴桿拉至大腿前側。保持 1 ～ 2 秒的停頓，緩慢放下杠鈴，但杠鈴不觸地接下一次動作。

整個過程保持下背和腰部挺直，不要向前弓腰。拉起杠鈴時呼氣，放下時吸氣。

➲ 訓練組次數

每次訓練 3 ～ 4 組，每組訓練 8 ～ 12 次，每周訓練 1 ～ 2 次。

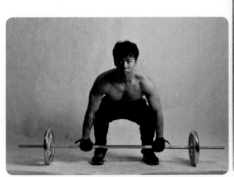
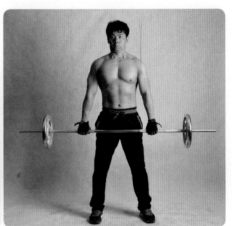

Tips

久坐伏案工作者、有腰椎間盤突出症者不要練習。

臀部肌肉訓練 提高身體平衡能力

臀部肌肉解剖結構與功能

臀部是腰與腿的結合部。其骨架是由兩個髖骨和骶骨組成的骨盆，外面附着有肥厚寬大的臀大肌、臀中肌和臀小肌以及相對體積較小的梨狀肌。

臀大肌：略呈四邊形，起自髂骨、骶骨、尾骨及骶結節韌帶的背面，肌束斜向下外方，以一厚腱板越過髖關節的後方，止於臀肌粗隆和髂脛束。臀大肌作用是大腿後伸並外旋大腿。

臀中肌：位於臀大肌的深面，起於髂脊外側，止於股骨大轉子。此肌收縮時能外展和內旋大腿，是髖部主要的外展肌之一。單足站立時，此肌能保證骨盆在水平方面的穩定，對於維持人們正常的站立和行走功能，關係極大。

臀小肌：起於髂骨翼外面，止點於股骨大轉子。在固定時使大腿外展。前部使大腿屈和內旋，後部使大腿伸和外旋。臀小肌與臀中肌是平時生活中走路站立保持良好的姿勢的重要肌肉。

根據臀部肌群的發力特點，一般使其一同訓練。臀部肌群雖然不能對膝關節產生直接加固作用，但其對於維持身體直立行走奔跑起重要作用，良好的臀部肌群可以有效提高身體平衡能力，避免摔倒，從而減少因摔倒造成膝關節受傷的機率。

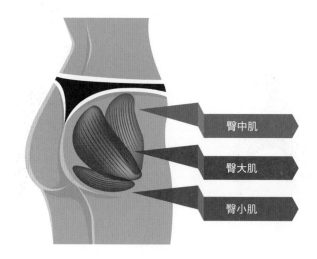

臀中肌

臀大肌

臀小肌

—訓 練 方 法—

1 負重箭步蹲

訓練目的
訓練臀部肌群，對股四頭肌和膕繩肌也有訓練效果。

⮞ **動作詳解**
雙手可各持一個等重重物。身體正直，右腳向前邁出一大步，同時身體儘量下蹲直到右側大腿與地面平行，左腿前側產生明顯拉伸感為止。然後收回右腿同時站直身體，換左腿向前邁步完成同樣動作。下蹲時吸氣，起身時呼氣。

⮞ **訓練組次數**
每次訓練 3～4 組，每組訓練 16～24 次。

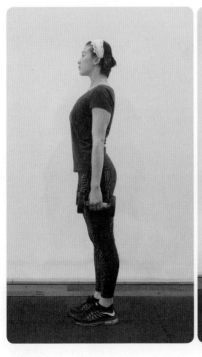
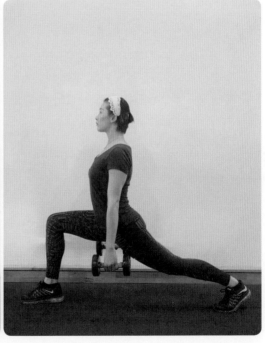

2 負重側步蹲

訓練目的

針對性訓練臀部肌群和大腿內收肌群，對大腿股四頭肌、膕繩肌也有訓練效果。

⊃ **動作詳解**

雙手可各持一個等重重物。身體正直，右腳向右邁出一步，腳尖成 45 度角，同時身體下蹲至右側大腿與地面接近平行，注意膝蓋不要超過腳尖，不是深蹲位側步蹲而是淺位側步蹲。然後收回右腳，左腳向左邁步完成淺位側步蹲。下蹲時吸氣，起身時呼氣。

⊃ **訓練組次數**

每次訓練 3 ～ 4 組，每條腿均訓練 8 ～ 12 次為 1 組。

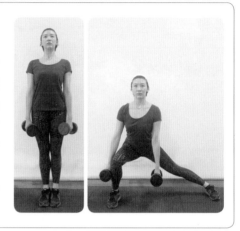

3 負重腿部外展訓練

訓練目的

增強擺動腿的臀中肌肌力，同時增強膝關節的支撐能力和身體平衡能力。

⊃ **動作詳解**

雙腿腳踝處帶沙袋，單腿着地支撐身體，另一條腿髖關節做外展動作，外展高度儘量接近極限。發力時呼氣，收回腿時吸氣。如果站不穩，可單手或雙手扶一固定物保持平衡。

⊃ **訓練組次數**

每次訓練 3 ～ 4 組，每條腿均訓練 10 ～ 15 次為 1 組。

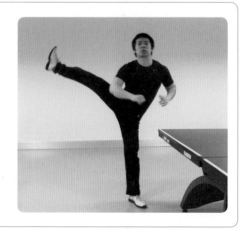

大腿內收肌群訓練 加固膝關節

大腿內收肌群解剖結構與功能

大腿內收肌群由恥骨肌、長收肌、短收肌和大收肌組成。

恥骨肌

部位：大腿內側上部淺層。

起點：恥骨上支。

止點：股骨粗線內側唇上部。

功能：近固定時，使髖關節內收、外旋和屈。遠固定時，兩側收縮，使骨盆前傾。

長收肌和短收肌

部位：長收肌位於恥骨肌內側，短收肌位於恥骨肌和長收肌深層。

起點：長收肌起自恥骨上支外面，短收肌起自恥骨下支外面。

止點：長收肌止於股骨粗線內側唇中部，短收肌止於股骨粗線上部。

功能：近固定時，使髖關節內收、外旋和屈。遠固定時，兩側收縮，使骨盆前傾。

大收肌

部位：位於大腿內側深層。

起點：坐骨結節、坐骨支和恥骨下支。

止點：股骨粗線內側唇上 2/3 及股骨內上髁。

功能：近固定時，使髖關節內收、伸和外旋。遠固定時，兩側收縮，使骨盆後傾。

Tips

大腿內收肌群對身體平衡起重要作用，在身體側向移動時防止身體摔倒，從而減少膝關節受傷的機率。

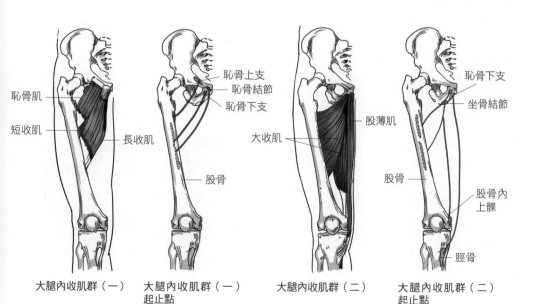

恥骨肌
短收肌
長收肌

恥骨上支
恥骨結節
恥骨下支
股骨

股薄肌
大收肌
股骨

恥骨下支
坐骨結節
股骨
股骨內上髁
脛骨

大腿內收肌群（一）　　大腿內收肌群（一）起止點　　大腿內收肌群（二）　　大腿內收肌群（二）起止點

─ 訓 ─ 練 ─ 方 ─ 法 ─

1 負重側步蹲

訓練目的

該訓練除了可以訓練臀部肌群外，也可以有效增強大腿內收肌群。

➲ **動作詳解**

雙手持等重重物，身體正直，右腳向右邁出一步，腳尖成 45 度角，同時身體下蹲至右側大腿接近與地面平行，注意膝蓋不要超過腳尖。然後收回右腳，左腳向左邁步完成淺位側步蹲。下蹲時吸氣，起身時呼氣。

➲ **訓練組次數**

每次訓練 3 ～ 4 組，每條腿均訓練 8 ～ 12 次為 1 組。

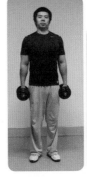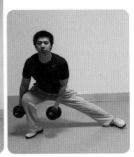

2 站立彈力繩內收

訓練目的

訓練大腿內收肌群肌力，從腿部內側加固膝關節的穩定性。

➲ **動作詳解**

用彈力繩固定一端，另一端拴在右腳腳踝上。左腳單腳着地，右腿向左側擺動，使彈力繩繃緊，在極限位置做 1 ～ 3 秒頂峰收縮。右腿內收時呼氣，回歸起始位時吸氣。完成規定次數，換另一條腿。

➲ **訓練組次數**

每次訓練 2 ～ 4 組，每條腿均訓練 12 ～ 15 次為 1 組，組間間隔 60 ～ 90 秒。

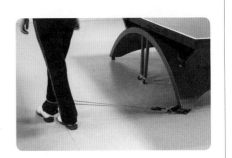

小腿三頭肌訓練　減少膝關節衝擊

小腿三頭肌解剖結構與功能

小腿三頭肌位於小腿後群，主要由腓腸肌及比目魚肌構成。

腓腸肌內外側頭起自股骨內外側髁，約在小腿中點處移行為腱性結構。

比目魚肌起自脛腓骨上端後部和脛骨的比目魚肌線，肌束向下移行為肌腱。

三個頭會合，在小腿的上部形成膨隆的小腿肚，向下續為跟腱，止於跟骨。

小腿三頭肌對膝關節有固定作用，經過功能性訓練，可降低膝關節受傷的機率。

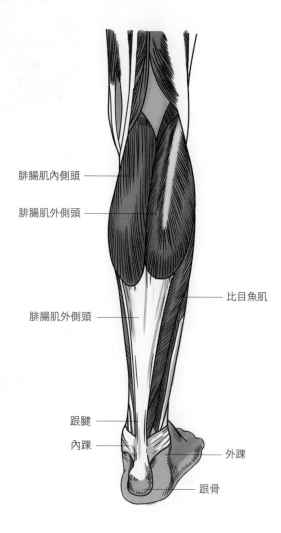

腓腸肌內側頭

腓腸肌外側頭

腓腸肌外側頭

跟腱

內踝

比目魚肌

外踝

跟骨

─訓─練─方─法─

1 | 坐姿提踵

訓練目的

　　增強小腿三頭肌的肌力，尤其針對性刺激比目魚肌，從後側加固膝關節。

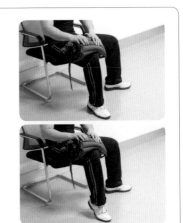

➲ **動作詳解**

　　訓練者坐於牢固椅子上，膝關節成 90 度，兩腳平放於地，右腿上放一負重物。雙手扶住負重物，然後單腳完成坐姿踮腳尖的動作，要求動作慢而有力，小腿肌肉充分收縮後保持 1 ～ 3 秒頂峰收縮。兩腿交替訓練。踮腳尖時呼氣，動作回放時吸氣。

➲ **訓練組次數**

　　每次訓練 2 ～ 4 組，每條腿均訓練 12 ～ 20 次為 1 組，組間間隔 60 ～ 90 秒。

2 | 站姿提踵

訓練目的

　　增強小腿三頭肌的肌力，尤其針對性刺激腓腸肌，從後側加固膝關節。

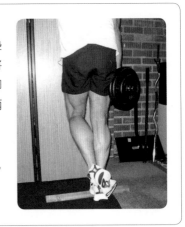

➲ **動作詳解**

　　右手單手持一隻啞鈴於體側，右腳站在一個固定墊高物上。左手扶一固定物保持身體平衡，抬起左腳並將左腳置於右腿後以使身體的重量更多壓到右腿上。右腳踮腳尖至極限，保持 1 ～ 2 秒，然後緩慢下放腳踵。兩腿交替訓練。提踵時呼氣，下放腳踵時吸氣。

➲ **訓練組次數**

　　訓練 2 ～ 4 組，每條腿均訓練 12 ～ 20 次為 1 組，組間間隔 60 ～ 90 秒。

綜合訓練計劃 增強膝關節的肌肉力量

訓練原則

（1）每周訓練 2 ～ 3 次，隔天進行。

（2）每次訓練前需要熱身，熱身方法可以採用慢跑、樓梯訓練、慢速單搖跳繩或騎自行車，熱身時間 5 分鐘；每次訓練後需要緩解或拉伸，緩解拉伸時間 5 ～ 10 分鐘。

（3）以下每周訓練計劃的訓練日名稱分別是：第一天「大腿前群 + 小腿」訓練日；第二天大腿後群訓練日；第三天綜合訓練日。每周基本訓練日為第一天和第二天內容，有餘力者可以加入第三天內容。

（4）以下訓練計劃分 A 和 B 兩個版本，A 計劃適合沒有訓練基礎者；B 計劃適合有一定訓練基礎者。

訓練計劃

綜合訓練計劃 A（適合沒有訓練基礎者）

第一天：「大腿前群 + 小腿」訓練日

訓練動作	訓練組數	每組要求
徒手深蹲	2 ～ 3 組	12 ～ 20 次
單腿坐式深蹲（或坐式深蹲）	2 ～ 3 組	8 ～ 12 次（或 12 ～ 20 次）
站姿提踵（或坐姿提踵）	4 組	每條腿均訓練 12 ～ 20 次
站立彈力繩內收	3 ～ 4 組	每條腿均訓練 12 ～ 15 次
靠牆靜蹲	1 ～ 2 組	做至力竭

第二天：大腿後群訓練日

訓練動作	訓練組數	每組要求
啞鈴直腿硬拉	3 ～ 4 組	8 ～ 12 次
負重箭步蹲	3 ～ 4 組	每條腿均訓練 8 ～ 12 次
負重側步蹲	2 ～ 3 組	每條腿均訓練 8 ～ 12 次
站立彈力繩內收	3 ～ 4 組	每條腿均訓練 10 ～ 15 次

第三天：綜合訓練日

訓練動作	訓練組數	每組要求
徒手深蹲	2 ～ 3 組	12 ～ 20 次
啞鈴直腿硬拉	3 ～ 4 組	8 ～ 12 次
負重箭步蹲	3 ～ 4 組	每條腿均訓練 8 ～ 12 次
站姿提踵	3 ～ 4 組	每條腿均訓練 12 ～ 20 次

綜合訓練計劃 B（適合有訓練基礎者）

第一天：「大腿前群 + 小腿」訓練日

訓練動作	訓練組數	每組要求
站姿提踵	3～4 組	每條腿均訓練 12～20 次
站立彈力繩內收	3～4 組	每條腿均訓練 12～15 次
靠牆靜蹲	1～2 組	做至力竭

第二天：大腿後群訓練日

訓練動作	訓練組數	每組要求
槓鈴硬拉	3～4 組	8～12 次
負重箭步蹲	2～3 組	每條腿均訓練 8～12 次
負重側步蹲	2～3 組	每條腿均訓練 8～12 次

第三天：綜合訓練日

訓練動作	訓練組數	每組要求
槓鈴硬拉	2～3 組	每條腿均訓練 8～12 次
負重箭步蹲	2～3 組	每條腿均訓練 8～12 次
負重側步蹲	2～3 組	每條腿均訓練 8～12 次
靠牆靜蹲	1 組	做至力竭

訓練後肌肉痠痛的緩解方法

運動後疼痛的識別

運動後很多人會發生身體痠痛，但這個痠痛是正常的遲發性肌肉痠痛，還是其他類型的軟組織損傷，則需要進行辨別，以免發生後種情況時貽誤治療時間或者在下次訓練時繼續積累受傷。

正常運動後肌肉痠痛與肌肉拉傷的識別

（1）按壓法

用手指按壓肌肉時，正常運動後肌肉痠痛成大面積疼痛，而且有對稱性。比如臥推後胸肌疼痛成大面積疼痛，而且是左右胸肌相同部位都有痛感；而肌肉拉傷通常是某一點疼痛，無對稱性。

（2）收縮拉伸法

正常運動後肌肉痠痛，在靜力拉伸肌肉時疼痛感減輕，用力收縮肌肉時疼痛感加重；而肌肉拉傷表現為拉伸肌肉時疼痛感加重。

此外嚴重的肌肉拉傷，比如肌肉撕裂情況，會伴有劇烈痛感，而且受傷後馬上發作，並伴有局部腫脹和發熱。之前，NBA球星亞特蘭大老鷹隊艾爾·霍福德就曾出現

胸肌撕裂，當時必須接受手術縫合治療。

發現自己是輕微肌肉拉傷後，在下次訓練時要避開受傷部位肌肉的發力，待疼痛感完全消失後，再逐步恢復力量訓練。

正常運動後肌肉痠痛與關節周圍軟組織受傷的識別

關節周圍軟組織，比如韌帶、軟骨、筋膜等，在訓練時也時常發生傷痛。而且有些軟組織受傷也會出現遲發性。比如，有時你會發現，突然自己的手腕在某個角度受力時感到疼痛，但你並不知道手腕什麼時候受傷。

關節周圍軟組織的受傷通常與關節活動有關，而且輕微的軟組織受傷會使人的關節只在某個角度受力時疼痛，其他角度完全沒有反應。遲發性肌肉痠痛沒有這種與關節活動角度的對應關係。若發生關節周圍軟組織受傷，需要減輕訓練負荷，讓關節在疼痛角度位置不要受力等。

神經受損與肌肉拉傷、軟組織受傷的區別

比如腰部在槓鈴硬拉時出現腰椎間盤突出，且壓迫神經，此時的疼痛和一般的肌肉拉傷及軟組織受傷會有不同。主要表現為以下兩點：

（1）疼痛會成放射狀

通俗地講就是「串着疼」，比如腰椎受傷後導致髖關節或臀部肌肉疼痛。

（2）麻痹感

比如腰椎受傷後，一條腿或腳趾有發麻的感覺。

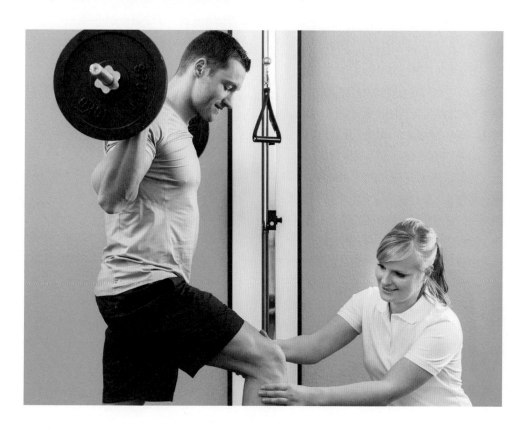

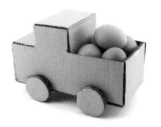

> **Tips**
>
> 健身是為了健康，不是為了受傷。科學的健身和自我訓練識別很重要。有條件的話，為了科學訓練，最好找個訓練專家指導一段時間。

有可能，遲發性肌肉痠痛、肌肉拉傷、軟組織受傷以及神經受損同時發生，通過以上的自我檢測法進行判斷，然後及時就醫。

快速緩解遲發性肌肉痠痛的方法

一般人運動完，在 12 ～ 48 小時後會出現遲發性肌肉痠痛。沒有運動習慣者初次訓練，普通人進行高強度訓練，進行了非慣常的運動，或者訓練中肌肉離心活動比例較高等情況下，這種痠痛感更容易出現且更加明顯，其主要是由肌肉微細結構被破壞所致。

而運動後的肌肉疼痛除正常的遲發性肌肉痠痛外，也可能源自肌肉拉傷或軟組織損傷。首先訓練者要排除後兩種情況，運用上文中「運動後疼痛的識別」先進行自我判斷。如果是運動損傷，請及時就醫。

如果確定是正常的遲發性肌肉痠痛，訓練後避免馬上進行熱水浴，同時採取緩解肌肉痠痛的常用物理手段：前期冷敷，營養補充，加強拉伸，再生訓練；後期按摩、熱敷。

由於訓練後肌肉微細結構破壞，熱水浴或熱敷會加速受傷肌肉的血液循環，從而使肌肉微細結構的破壞加重，以致痠痛感更強烈。同時熱水浴加速肌肉組織的代謝，而熱水浴前的訓練已經大量消耗了肌肉中肌糖原，再用熱水浴繼續加速代謝，會增加人的疲勞感甚至會降低血糖。而洗冷水浴或者溫水浴，人的疲乏感會明顯減輕。

所以訓練後的洗浴最好是洗冷水浴，或者在運動主動肌周圍進行冷敷。

前期冷敷

大重量訓練後最好進行冷水浴或者立即用冰袋冷敷訓練目標肌肉，一般冷敷 10 ～ 15 分鐘，冰袋與肌膚間隔衣物或毛巾，防止凍傷皮膚。國家舉重隊在體育總局重競技館有專門的冰雪房，國家隊選手大重量訓練完直接穿內褲進入氣溫定於 0℃ 的冰雪房，為的就是加速恢復。

營養補充

訓練後的 2 小時內攝入大量的碳水化合物有利用恢復肌糖原水平，所以訓練後應在 2 小時內進食一餐。

一般性健身訓練不必吃營養補充劑，注意適時補充碳水化合物，多吃水果、蔬菜以及補充食物蛋白質即可。

加強拉伸

主要是在訓練 12 小時後，或次日訓練其他項目時對痠痛處的肌肉進行拉伸。

再生訓練

再生訓練即為促進肌肉恢復的訓練。

訓練條件

該訓練需要在運動後 24 ～ 48 小時再進行，此時如果肌肉仍然痠痛，在排除肌肉拉傷和軟組織受傷基礎上，進行再生訓練。

再生訓練原理

利用緩式的肌肉全程運動,增加疼痛處血液循環,尤其是增加疼痛處肌肉深部的血液循環,加速肌肉組織細胞恢復和再生,最終達到止痛和增加恢復速度的目的。

Tips

熱敷雖然也能增加血液循環,但熱敷只能增肌皮膚和肌肉淺層的血液循環,對肌肉深部影響很小。再生訓練能夠刺激肌肉深部,效果更佳。

訓練後肌肉痠痛位置由於訓練方式的不同而不同,所以不同肌肉痠痛的再生訓練方法也不一樣。現以初次爬山後第二天常出現的大腿肌肉痠痛為例講一個實操案例。此方法同樣適用於中老年人。

訓練動作

扶物全程蹲起＋股四頭肌拉伸。

動作詳解

① 扶物全程蹲起

離床邊或其他固定物約半米,面向床而站立,緩慢下蹲到大腿與地面平行程度,此時肌肉痠痛會加重。如果站立不穩,可以雙手扶床增加身體平衡。下蹲後,再緩慢站起身,然後再下蹲,以此反覆完成20～30次。

用心體會腿部的痠痛感,當動作次數達15～20次,腿部痠痛感會消失或減退。完成規定次數後,立即進行靜力拉伸1分鐘。

② 股四頭肌拉伸

訓練者一隻手扶住固定物保持身體平衡,然後一條腿作為支撐腿,另一條腿膝關節向上屈曲,另一隻手抓住腳踝前側向上拉。訓練者可以感到大腿前側有明顯拉伸感,儘量使屈曲腿的腳踵觸及臀部,保持

30～60秒,再換一條腿拉伸。

拉伸完後,訓練者在地面蹲步60～90秒,再完成下一次「扶物全程蹲起＋股四頭肌拉伸」。

訓練組次數

痠痛發生48小時後進行,每天2次,每次2～4組,直到痠痛感完全消失後停止訓練。

後期按摩

訓練後不要對目標肌肉和軟組織立即進行按摩,否則會增加肌肉微細結構的損傷,使身體傷害加大,恢復速度減慢。

一般按摩放在訓練48小時後。如果訓練者還是覺得腿部肌肉疼痛,說明訓練者的局部代謝能力較弱,肌肉組織恢復效果不佳。此時可以用按摩進行「外力性促循環」。運動後按摩不要按壓關節銜接處骨骼末端、軟組織和所謂的穴位,更不要使用快速抻拽關節的各種手法,這會增加被按摩者受傷的機率。正確的按摩方法,需要按摩肌肉本身,原則是沿着肌肉的走向擠壓推按。按摩完的效果是有放鬆感,全身很舒服。

後期熱敷

訓練72小時後,一般肌肉的微細結構破壞完成癒合,通過前面的前期冷敷、加強拉伸、再生訓練、營養補充等方法,一般人肌肉痠痛都會消失。但有些久不運動,肌肉恢復能力差者或許還有痠痛,此時需運用熱敷法。通過熱敷可以加速血液循環以帶走癒合後組織周圍的剩餘代謝產物,並把富含營養和氧氣的新鮮血液帶到目標肌肉,為超量恢復提供更多養料。

Tips

注意以上各種方法的使用時間。

Chapter 2 膝關節保健的 正確姿勢

生活中很多不良的姿勢和體態會增加膝關節受損的機率，尤其不良姿勢的長期作用，會使膝關節過早退化或造成勞損傷痛。

本節將闡述幾種生活中常見對膝關節有害的不良姿勢，並給出應對這些不良姿勢的調整方法。

搬重物姿勢

搬運地面的重物時，如果直接蹲下彎腰搬起重物，很容易傷到膝關節和腰椎。

錯誤姿勢
下蹲後膝關節超過腳尖

下蹲後膝關節超過腳尖，使髕軟骨受力過大，長期如此會增加髕軟骨退化的機率。很多人採用這種膝關節超過腳尖的姿勢下蹲搬取重物，在站起的一剎那會有膝蓋骨痠痛或摩擦感，這便是不正確姿勢傷害髕軟骨的表現。這種傷一般是勞損傷，一般不會馬上表現出來。

腰向前躬

腰向前躬，使腰椎間盤受力過大，尤其中老年後，增大腰椎間盤突出的風險。有些人採用前躬身搬取重物（比如電腦、輪胎等），後腰會有突然性的劇痛，那便是不正確姿勢造成瞬時腰椎受傷的表現。

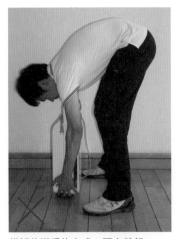

錯誤的搬重物方式：腰向前躬

應對方法

下蹲時膝蓋不要超過腳尖；搬起重物時，腰背始終挺直，不要向前躬。

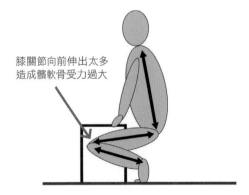

膝關節向前伸出太多造成髕軟骨受力過大

但是，人的自然反應是下蹲膝蓋超過腳尖，起身時腰部向前躬。所以，以上兩點都需要一定的後天訓練，訓練後形成更符合人體生理特點的姿勢定勢，能夠有效預防不正確搬重物造成的髖軟骨退化和腰椎間盤突出。下文將給出詳細的訓練方法。

正確姿勢
深蹲式搬物法

兩腿屈曲，身體下蹲，腰背挺直，身體向後坐，使膝關節接近 90 度，但膝蓋不超過腳尖，兩手在兩腿之間向下抓。抓到物品後，兩腿伸直，靠腿部發力把物品搬起來。動作過程中，腰部儘量挺直。

輔助訓練

深蹲式搬物法，動作發力結構近似於單啞鈴相撲式深蹲或壺鈴相撲式深蹲，所以可

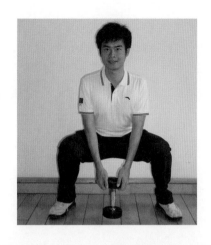

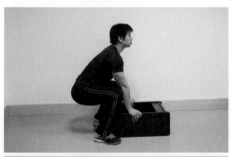

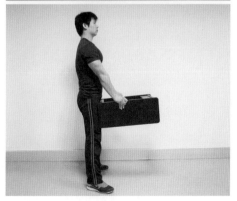

以把相撲式深蹲作為深蹲式搬物法的功能訓練。經過 3 ～ 4 次相撲式深蹲的訓練，便可以完全掌握深蹲式搬物法技術要領。而對於一些膝關節薄弱、腿部肌肉不發達的人士，建議先做三項基礎訓練，再過渡到相撲式深蹲。這樣循序漸進訓練，既提高掌握動作的效率，又可以保證訓練安全。

升級訓練

（1）靠牆靜蹲

詳細動作內容見本章第一節。

（2）坐式深蹲

詳細動作內容見本章第一節。

（3）徒手深蹲

詳細動作內容見本章第一節。

（4）相撲式深蹲

完整模擬深蹲式搬重物的全身發力模式，可以有效增強深蹲式搬重物所需的神經肌肉應激反射能力。

Tips

今後搬重物時採用相撲式深蹲搬物法，既可以減少膝關節壓力，又能減少腰椎的受力。

　　兩腿分開，腳尖略向外轉，兩手持一隻啞鈴，用兩手抓住啞鈴鈴片內側。下蹲至大腿與地面幾乎平行，下蹲全過程腰部保持正直，膝關節不超過腳尖，動作有點像相撲選手攻擊時的起勢。然後緩慢提起啞鈴至身體直立，重複這個動作，站起身時呼氣，下蹲時吸氣。

硬拉式搬物法

　　提起地面重物時，膝關節微屈，沒有向下蹲和向後坐的動作，腰部始終保持挺直沒有向前躬的動作。抬頭挺胸，靠腰背和臀部力量提起重物。

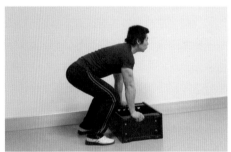

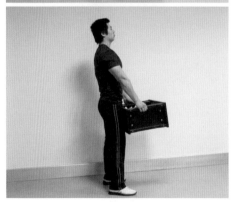

　　輔助訓練

　　（1）股後肌群拉伸

　　很多人無法完成硬拉動作，或者搬重物時腰椎受力過大造成腰椎損傷，嚴重者可能造成腰椎間盤突出。但這不全是力量不足的問題，一些程度也是股後肌群過緊、柔韌性不夠所造成，所以對於股後肌群的拉伸能有效輔助完成硬拉動作，並減少腰椎的不良受力。

　　① 臀部肌群拉伸

　　仰臥於瑜伽墊上，一條腿伸直（以右腿為例），身體向右腿側傾斜，左腿屈曲，雙手（或單手）拉住左腿膕窩向上向後用力，感覺左腿臀部有明顯拉伸感，保持這一動作1～3分鐘；換另一條腿拉伸。

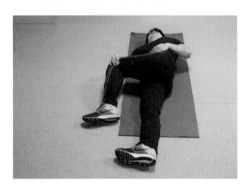

　　② 站姿股後肌群拉伸

　　訓練者身體前傾，雙手前伸抓住壓腿用架桿或抓住拉伸的那條腿，身體前傾的同時腰腿挺直，髖關節儘量向前屈曲，感覺大腿後側和臀部有明顯拉伸感，保持這一姿勢1～3分鐘。注意，腰不要向前躬。

　　（2）啞鈴直腿硬拉

　　詳細動作內容見本章第一節。

　　（3）槓鈴硬拉

　　詳細動作內容見本章第一節。

> **Tips**
>
> 　　如果你膝關節更加薄弱，建議採用硬拉式搬物法；如果你的腰椎較薄弱，建議採用深蹲式搬物法。

蹲馬桶姿勢

為了減少膝關節的壓力，膝關節薄弱者最好採用的是坐式馬桶坐姿，上肢保持正直完成大便動作。蹲式排便對關節有傷者或中老年人的膝關節會產生過度壓力。而平時訓練時多做蹲起類動作，可以有效避免蹲式排便對膝關節的傷害。具體蹲起類動作，可以詳見第一章。

跑步姿勢

良好的跑步姿勢可以有效避免膝關節受到更多衝擊，尤其是對膝關節半月板和脛骨平台軟骨的衝擊。跑步的每一步要充分利用踝關節的緩衝作用及腿部肌肉的離心收縮，傾向於腳後跟直接着地或直接踏地的跑法最傷膝關節。具體跑步的姿勢矯正，請詳見第三章第一節。

下山和下樓梯姿勢

上山和上樓梯對膝關節的傷害要遠小於下山和下樓梯。減少膝關節衝擊的下山及下樓方式是側向下法，這樣可以充分利用肌肉的離心收縮將膝關節的衝擊降到很小。具體方法請參見本書第三章第二節。

高處跳下的正確方法

高處跳下時，由於身體的重力加速作用，膝關節將承受幾倍於自身的體重，此時身體的神經肌肉着地緩衝能力將充分減少膝關節所受的衝擊。這裏需要腿部肌肉的離心收縮緩衝、過渡性摔倒受身和肩滾翻緩衝技術三種技術的綜合運用，詳細內容請參見本章第四節。

有氧訓練的選擇與膝關節保健

很多人喜歡跑步進行減肥瘦身或者一般性鍛煉，而如果訓練者的體重過大，會對膝關節產生很大壓力，有可能造成膝關節勞損成疾，尤其對於中老年人減肥，更容易出現此類情況。這裏給出常見減肥類有氧運動對膝關節衝擊力的排行，讀者可根據自己的膝關節實際情況選擇有氧訓練方式。

以下運動對膝關節衝擊力排行（由低到高排行）：

有氧游泳（自由泳）、有氧游泳（蛙泳），墊面複合有氧訓練組合、站立輕器械有氧訓練組合、單車運動、橢圓機、有氧操類、跑步機跑、草地越野跑、硬地柏油路面跑。

Chapter 3 膝關節不穩定狀態下的 平衡訓練

在高處跳下、身體單腿站立、受到衝擊、站立不穩等情況時，膝關節處於動態平衡狀態，此時需要神經肌肉本體感受能力維持膝關節動態平衡，若這種平衡突然被打破，關節產生橫向錯位或扭轉都可能造成膝關節受傷。而人在跑動、跳躍或不平坦地面奔跑時，身體時常處於動態平衡狀態。此時良好的神經肌肉本體感受能力和身體平衡能力可有效防止身體摔倒或膝關節受傷。

下面的訓練正是提高神經肌肉本體感受能力和身體平衡能力的功能性訓練，這些訓練能有效減少膝關節的受傷。

以下五大訓練體系為階梯性升級系統，如果訓練者不能輕鬆完成上一個等級，不建議進行下一個等級。

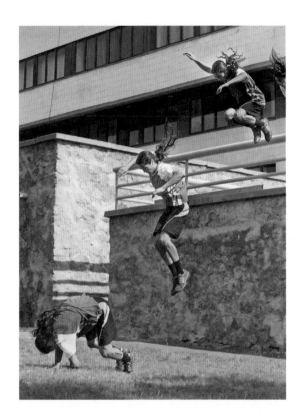

Tips

本節介紹的身體平衡訓練，可加在力量訓練或肌肉體形訓練周期中，使訓練者身體關節強度、關節本體感覺得到適應性提高，避免運動傷痛的發生。

多維度台階訓練 加強上下台階時的膝關節受力

訓練目的

　　訓練多角度上下台階和上下坡的能力，增強膝關節在上下台階或上下坡時的本體感覺及肌肉控制力。

1 正向台階訓練

⊃ 動作詳解

　　找一個牢固的跳操台或訓練箱，訓練者面對跳操台站立，左腳踏上跳操台，跟右腳；然後後退到地面，再換右腳踏上跳操台，跟左腳；兩腿交替進行。注意控制身體平衡。

2 側向台階訓練

⊃ 動作詳解

　　找一個牢固的跳操台或訓練箱，訓練者右側對着跳操台站立，右腳側向踏上跳操台，跟左腳；然後側步下到地面。轉身，換左腳，側向踏上跳操台，跟右腳；兩腿交替進行。注意控制身體平衡。

3 倒位台階訓練

⊃ 動作詳解

　　找一個牢固的跳操台或訓練箱，訓練者背向跳操台站立，左腳向後邁，踏上跳操台，跟右腳；然後左腳向前邁，跟右腳，走下跳操台。再換右腳在先完成以上動作；兩腿交替進行。注意控制身體平衡。可參照「正向台階訓練」和「側向台階訓練」。

平衡盤訓練 減少膝關節受傷

訓練目的

　　訓練膝關節在不穩定地面的穩定性，尤其在乘車等情況下，穩定的膝關節會減少人摔倒的機率。該訓練也可減少膝關節在不穩定狀態下再受傷的風險。

1 雙腳平衡盤站立

➲ **動作詳解**

　　雙腳站立在平衡盤上，不斷調整身體體位，避免摔倒。

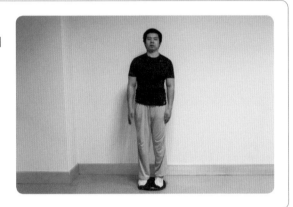

2 單腳平衡盤站立

➲ **動作詳解**

　　單腳站在平衡盤上，一條腿自然抬起，保持身體平衡，堅持到極限，換另一條腿完成動作。最初訓練時，可以扶住固定物以避免摔倒。

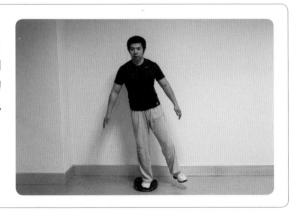

3 | 平衡盤三角站立

訓練目的

增加膝關節在不平衡狀態單腿支撐時的動態平衡能力。在崎嶇路面及在失去平衡時，該訓練可以有效減少膝關節受傷的風險。

➲ 動作詳解

單腳站在平衡盤上，另一條腿抬起用該側腳掌輕觸支撐腿膝關節內側，兩腿間圍成一個三角形，保持身體平衡，堅持到極限，換另一條腿完成動作。最初訓練時，可以扶住固定物以避免摔倒。

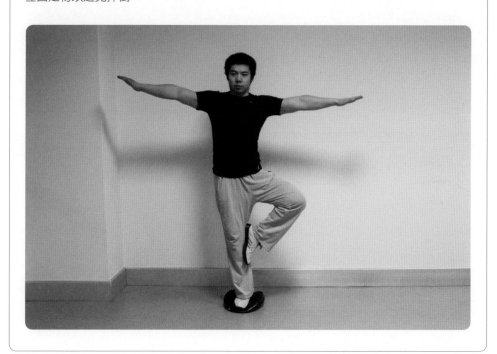

Tips

以上訓練 1～3，任選一種適合自己的平衡盤訓練，每次訓練 2～4 組，每組 1～3 分鐘。

八方箭步蹲 全角度加固膝關節

1 八方箭步蹲

訓練目的

該訓練兼具腿部所有肌群功能力量訓練，也是將腿部複合拉伸與腿部力量結合的綜合功能性訓練。該訓練可提高站立位膝關節各個角度的承重能力，同時可有效預防滑倒造成的膝部、踝部扭傷。適合能輕鬆完成徒手箭步蹲、側步蹲標準訓練組的訓練者。

➲ 動作詳解

站立位，身體周圍形成以站立者為中心的八個方位：前方、後方、左方、右方、左前側 45 度角、右前側 45 度角、左後側 45 度角、右後側 45 度角。分別向以上的這些方位出腿做箭步蹲，分別是左腿前方箭步蹲，右腿前方箭步蹲；左腿左前 45 度箭步蹲，右腿右前 45 度箭步蹲；左腿左側箭步蹲，右腿右側箭步蹲；左腿左後方 45 度箭步蹲，右腿右後方 45 度箭步蹲；左腿向後側反式箭步蹲，右腿向後側反式箭步蹲。整一個循環共 10 次箭步蹲。下蹲時吸氣，站起身時呼氣。

➲ 訓練組次數

每組做 3 ～ 4 個循環。

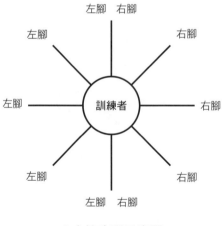

八方箭步蹲示意圖

Tips

圖中「左腳」字樣表示訓練者左腳的出腳方位，圖中「右腳」字樣表示訓練者右腳的出腳方位。

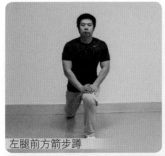
左腿前方箭步蹲

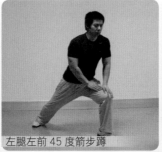
左腿左前 45 度箭步蹲

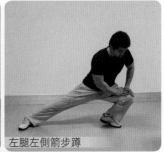
左腿左側箭步蹲

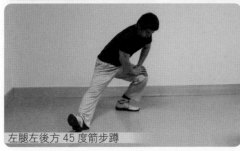
左腿左後方 45 度箭步蹲

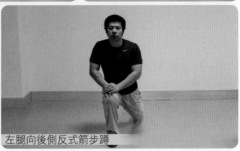
左腿向後側反式箭步蹲

Tips

（1）上圖為左腿箭步蹲示意圖，右腿箭步蹲請參加左腿動作即可。

（2）後 45 度角方位的箭步蹲對膝關節壓力較大，訓練時需特別注意。如出現疼痛可先放棄兩個後 45 度角方位的箭步蹲，只做其他方位的箭步蹲動作，待膝關節適應訓練後再進行全方位箭步蹲訓練。

2 負重八方箭步蹲

訓練目的

該動作是八方箭步蹲的升級版，最好的負重方式是穿着沙衣。雙手提啞鈴完成動作會改變人體重心位置和動作結構，沙衣訓練更容易上手。由於負重的原因，人體膝關節會承受更大來自各個方向的力量，從而增加膝關節對各個方向踏跳及不均勻受力時的適應能力。

➲ 動作詳解

穿着沙衣，按八方箭步蹲的動作要領完成動作。

➲ 訓練組次數

每組做 3 ～ 4 個循環。

多維跳躍訓練　加強跳躍中的膝關節功能性保護

1 雙腳單向跳躍

訓練目的

　　訓練人體在跳躍的起跳或落地時，膝關節承受衝擊力的能力；同時提高落地一剎那不平衡狀態下膝關節及其附屬結構本體感覺能力。

> ➲ **動作詳解**
>
> 　　雙腳向前跳、左側跳、右側跳、後跳各一次，記作一個循環。這樣的循環完成 6 ～ 10 個為 1 組。注意雙腳落地時，腿部有微蹲的動作作為緩衝，減少膝關節的衝擊力。
>
> ➲ **訓練組次數**
>
> 　　每次訓練 2 ～ 3 組。

2 八方跳躍訓練

訓練目的

　　訓練膝關節全角度起跳和落地時承受衝擊力的能力。該訓練可有效減少人體因一腳踩空或失去平衡時受傷的機率。

> ➲ **動作詳解**
>
> 　　站立位，身體周圍形成以站立者為中心的八個方位。前方、後方、左方、右方、左前側 45 度角、右前側 45 度角、左後側 45 度角、右後側 45 度角。訓練者雙腳向以上 8 個方向分別跳躍，記作一個循環，3 ～ 4 個循環為 1 組。注意雙腳落地時，腿部有微蹲的動作作為緩衝，減少膝關節的衝擊力。
>
> ➲ **訓練組次數**
>
> 　　每次訓練 2 ～ 3 組。

3 單腿跳躍訓練——側向跨跳

訓練目的

　　增加膝關節承受側方切向力的能力，預防人在側向突然受力時（比如側向被撞、側向滑倒）對膝關節的受傷。

➲ **動作詳解**

　　訓練者兩腳站立，站距與肩同寬。右腳向右側方蹬地，身體向左側跨步躍起，身體有一定騰空時間，左腳腳尖先着地，然後慢慢過渡到全腳掌，以通過踝關節足背屈動作和小腿三頭肌離心收縮進行緩衝，減少膝關節所受壓力。再換左腳向左側方蹬地，身體完成向右側的跳躍。訓練時注意調整呼吸節奏，兩臂依節奏前後擺動以增加身體平衡。

➲ **訓練組次數**

　　每次訓練 3 ～ 4 組，每組左右各跨跳 6 ～ 10 步。

4 單腿多維跳躍訓練

訓練目的

　　提高膝關節承受前跳、後跳、側向踏跳所產生衝擊力的能力，也可以提高膝關節承受前後方壓力以及側方切向力的能力，對提高膝關節本體感覺有良好幫助。該訓練可有效減少單腳踏跳時受傷的機率。

➲ **動作詳解**

　　訓練者兩腳站立，站距與肩同寬。右腳單腳着地，分別向前、向後、向左、向右各跳躍 1 次，這樣的前後左右循環着做 4 次，再換左腳單腳着地完成 4 次 4 連跳，這樣為 1 組。訓練時注意調整呼吸節奏，兩臂依節奏前後擺動以增加身體平衡。

➲ **訓練組次數**

　　每次 3 ～ 4 組。

5 | 縱跳訓練

訓練目的

訓練人體直腿騰空，着地時膝關節保護性本體感覺能力。

➲ 動作詳解

訓練者身體直立，兩腿站距與肩同寬。先微蹲蓄力，然後兩腳踏地用力跳起，人體滯空時膝關節伸直。在雙腳着地的剎那，身體自然微蹲，用腿部肌肉發力抵消着地時的碰撞力。

➲ 訓練組次數

每次 4 組，每組 15 次。

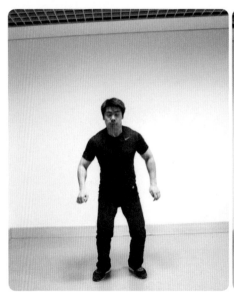 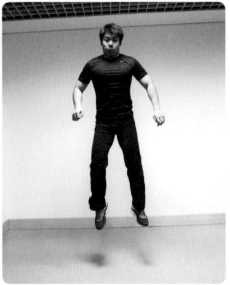

Tips

該動作還可以纖細小腿，可作為女士塑形訓練的一部分。

多角度跳箱訓練 加強膝關節抗衝擊能力

1 正向跳箱

訓練目的

很多膝關節急性損傷發生在人體起跳和起跳後落地的一刹那。本訓練目的在於訓練人體起跳時膝關節的抗衝擊能力，使膝關節適應突然性的起跳動作。

➲ **動作詳解**

訓練者站在 30 ～ 40 厘米高的樓梯或跳操台、固定訓練箱前。微蹲蓄力，然後兩腳踏地用力跳起，平穩落在樓梯上，再緩慢跳下樓梯或走下樓梯。

➲ **訓練組次數**

3 ～ 4 組，每組 12 ～ 15 次。

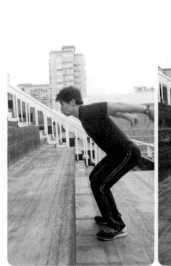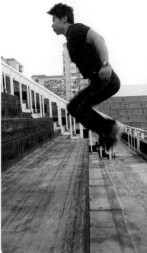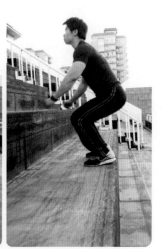

2 側位跳箱

訓練目的

本訓練目的在於訓練人體側向起跳時膝關節的抗衝擊能力,使膝關節調節適應側向爆發性起跳動作。

> ➲ **動作詳解**
>
> 準備好牢固的跳操台或訓練箱。身體側對跳操台,微蹲蓄力,然後兩腳踏地,用力跳起,側位站於跳操台上,再緩慢跳下箱子或走下跳操台。
>
> ➲ **訓練組次數**
>
> 3～4 組,每組 6～8 次。

3 轉身跳箱

訓練目的

訓練人體膝關節適應加入扭轉發力的跳躍動作。該訓練可降低人在扭轉跳起動作時交叉韌帶受傷的機率。比如打籃球、舞蹈、花樣滑冰中就有很多身體扭轉動作的跳起,所以該訓練動作也可作為以上運動的專項輔助訓練。

> ➲ **動作詳解**
>
> 訓練者站在牢固的跳操台或訓練箱前。微蹲蓄力,然後兩腳踏地用力跳起,跳起的同時腰腹發力使人體在空中完成 180 度轉體,背向身位跳上跳操台;也可以背對跳操台,通過空中扭轉,正向身位跳上跳操台。下跳操台時可以走下,也可以 180 度轉身跳下跳操台。
>
> ➲ **訓練組次數**
>
> 3～4 組,每組 12～16 次。

膝關節不穩定狀態下的平衡訓練計劃

訓練原則

（1）本訓練計劃適合有一定力量基礎者，如果膝關節有傷或者手術後尚未完全康復，不建議用此計劃。

（2）對於有訓練基礎者，本訓練計劃可以加在力量訓練或肌肉體形訓練之前，作為熱身活動；也可以加在力量或肌肉體形訓練之後，作為緩解肌肉疲勞訓練。同時也可以單獨進行肌肉平衡訓練。

（3）多角度跳箱訓練不適合作為熱身或疲勞緩解訓練使用。

訓練計劃

計劃前熱身訓練或計劃後緩解疲勞訓練

（1）計劃前熱身訓練：原地小步跑，原地蹲起，活動踝關節、膝關節，涮腰，原地正壓腿，原地側壓腿。訓練 2～4 組，內容自選。

（2）計劃後緩解疲勞訓練：大腿拉伸，原地踏步。訓練 2～4 組，內容自選。

身體平衡訓練組

訓練項目	訓練動作	訓練組數	每組要求
多角度跳箱訓練	雙腿跳箱	3～4 組	12～16 次
多維跳躍訓練	雙腿跳躍、單腿跳躍、八方跳躍、縱跳，根據自身條件任選一種	3～4 組	12～16 次
八方箭步蹲	八方箭步蹲或負重八方箭步蹲，根據自身條件任選一種	3～4 組	每組 3～4 個循環，每個循環 10 次動作
平衡盤訓練	平衡盤雙腳站立、單腳站立或三角站立，根據自身條件任選一種	3～4 組	靜力訓練 1～3 分鐘
多維度台階訓練	徒手動作或負重動作，根據自身條件任選一種，但三個方向都要做	每個方向做 2～4 組	每組 20～30 次，或者每組做 1～3 分鐘

Chapter 4 倒地受身緩衝技術
摔倒也不會傷到膝關節

所謂受身緩衝技術是指人在失去平衡、摔倒、被絆倒或被碰撞不得不倒地時，如何倒地可以減輕身體受傷或免於受傷的技術，可以用來保護大家的膝關節，並減輕人在不慎摔倒時的受傷。

無論是青少年時期的摔倒，成年後事故和意外時的摔倒，還是老年的摔倒，都可運用本書提供的這套技術免於或減輕受傷程度。

1 前撲受身 正確的向前摔倒方法

訓練目的

減少突然向前摔倒時身體的受傷程度。

⟳ 動作詳解

由站立位開始，突然向前撲倒；兩腿儘量下蹲，雙腳向後蹬並雙腿叉開以減少上肢與地面的距離，從而增加緩衝效果，腳尖觸地，臉向一側以免鼻子碰到地面。

具體動作分析如下：

（1）下蹲並叉開腿：減少上肢與地面的距離，減少衝擊力。

（2）腳尖觸地：防止膝蓋磕到地面；如果腳尖無法支撐身體，要儘量使大腿整個貼地以增大受力面積，減少膝關節損傷。

（3）雙掌觸地後肘關節主動屈曲，手臂肌肉進行離心收縮緩衝：防止戳傷手腕軟組織和手舟骨，同時降低受傷的風險。

（4）頭歪向一側：防止前撲摔倒時撞傷鼻子。

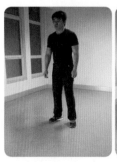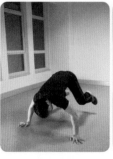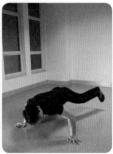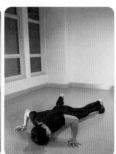

2 雙臂展開飛鳥式緩衝 正確的向後摔倒方法

訓練目的

此訓練可在遭到前方大力猛推或失去平衡向後倒摔時使用，以減輕身體與地面接觸碰撞造成的傷害，同時可以保護後腦免於受傷。該技術可在足球運動時，用於被對方選手撞倒後的自我保護；也可在籃球運動中，當籃下被撞倒後，進行防傷保護。

➲ 動作詳解

站立位開始，當受到前方大力猛推或失去平衡向後倒摔時，先下蹲，利用腿部肌肉離心收縮進行緩衝，待蹲位失去平衡時順勢後倒，臀部着地，接着腰部、下背、上背依次圓滑地着地。在上背着地之時，伸雙手，張開手掌拍地作為最後緩衝。整個過程中，收緊下巴，頭部前伸以免後腦着地。

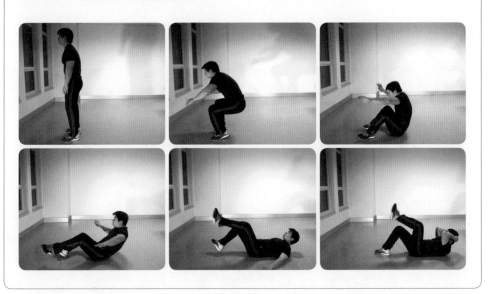

Tips

張開手掌的目的在於增大身體與地面的接觸面積，減少身體與地面碰撞造成的傷害。

3 側倒滾身掌拍受身法 正確的側向摔倒方法

訓練目的

　　減少側倒時的受傷程度。該技術可用於足球運動員被側位撞倒時進行膝關節防傷保護；也可以用於籃球運動員籃下爭搶側倒時進行自我保護；同時當籃球運動員籃下搶籃板不慎踩到其他人腳時，可以利用側倒滾身掌拍受身法主動倒地，使整個身體分攤膝關節和踝關節的一點受力，從而有效避免籃下踩腳造成的膝部或踝部受傷。

➲ 動作詳解

　　以右側身倒地為例，站立位開始。向前抬右腿並左轉身體，左腳始終着地，就像單腿深蹲那樣下蹲到極限。當左腳無法承受身體重量時，再接右側臀部着地。着地瞬間身體圓滑地向後滾動；當圓滑地向後滾動要達到頸椎時，右掌向下拍地進行最後緩衝。

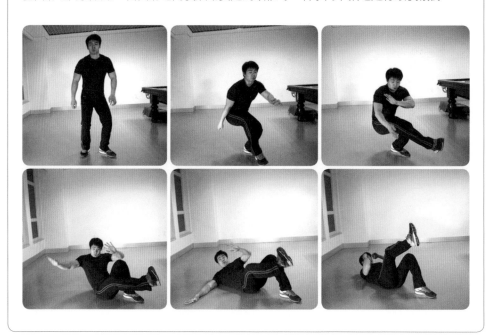

Tips

　　抬哪條腿就向哪個方向倒，比如抬左腿就向左側倒，抬右腿就向右側倒。

4 前方肩滾翻（軟式前滾翻）

訓練目的

　　被人從後方推倒或撞倒，或者奔跑、騎自行車過程中，突然被絆倒，可以通過硬地肩滾翻進行受身以減少身體因撞擊地面而受到的潛在傷痛，也可作為高處跳下時的緩衝受身動作以減少着地震盪對腰腿以及脊柱、大腦的傷害。

> ⊃ **動作詳解**
>
> 　　假想有人從後方進行大力猛推。被推人右腳在前，左腳在後，成淺位前弓步；右手前伸，身體前撲，用右手手掌撐地並順勢接右小臂、右大臂、右肩、右側上背、左側下背，依次圓滑地向前滾出，直到左側臀部着地；待雙腳着地後，左手可輕撫地面以增加緩衝效果。站起後仍為右腳在前、左腳在後的淺位前弓步狀態。

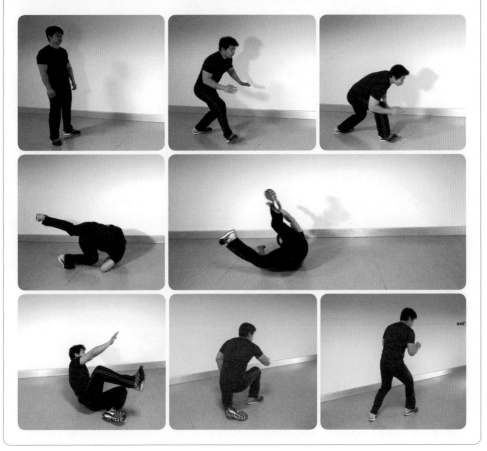

Chapter 5

膝關節受傷時的 應急處理

　　無論是籃球、足球的運動意外受傷，還是不慎摔倒、滑倒的膝部受傷，抑或是跑步、登山的勞損傷，其緊急受傷後需要馬上處理。無論傷重與否，合理的處理方式會減少進一步受傷，增加康復速度。習慣的錯誤處理方法則會適得其反。

正確的處理方法可概括為「RICE」

正確處理 1：

　　R 為 Rest 的首字母，就是受傷後要馬上停止活動，目的是避免組織進一步損傷或者活動時已損傷的軟骨硬骨又損傷其他部位。

習慣性錯誤：

　　人們平時扭傷腳踝或膝關節經常會自己活動，甚至去找人按摩，又揉又捏，覺得這樣好得快，其實這樣做會使受傷面積進一步擴大，如果是韌帶的撕裂、斷裂，或者骨折情況，自行活動關節或按摩很可能在原有損傷基礎上造成新傷。

正確處理 2：

　　I 為 Ice 的首字母，原意是冰，在這裏指膝關節受傷後要馬上冰敷和降溫。

　　剛剛受傷時，應該馬上冰敷，而且 48 ～ 72 小時之內都要冰敷，因為創傷的急性出血期是在傷後 48 ～ 72 小時。冰敷的作用是為了收縮血管，盡可能減少更多的內出血。下一步，無論是接受手術治療，還是進行保守治療，傷後 48 ～ 72 小時內冰敷都會為進一步的治療和康復打下良好基礎。同時，受傷後冰敷還有良好的鎮痛效果。但需要注意的是，如果膝傷伴有皮膚、肌肉出血，冰敷要避開出血位置，並馬上進行止血處理。

　　受傷者要等到沒有新的出血之後，才能考慮熱敷來促進血液循環。

　　冰敷時，還要注意以下細節。

　　（1）冰敷溫度

　　不要往冰袋裏裝入冰塊就直接冰敷。剛從冰箱裏拿出的冰塊，和冰箱冷凍室溫度一致，有可能是零下 5℃，也可能是零下 15℃。如此低溫度的冰敷會凍傷組織，只有加入適量水成為冰水混合物才能讓溫度適中。另外，冰塊是固體，有棱角，和肢體接觸面不均勻，冰塊表面貼附區域可能太涼，非緊貼區域又可能無法冰敷到，所以要加水讓整個冰袋變成軟的水囊，柔軟均勻地接觸到需要冰敷的區域。

　　最好的冰敷溫度是 0℃，而得到 0℃ 低溫的最簡單方法就是冰水混合物。一般冰水質量比例為 1：1，也可以水略多一些。

　　（2）專業冰袋與應急冰袋

　　冰敷時可以選用專業的運動醫學冰袋。

　　若身邊沒有專業冰袋，可以用塑料袋應急代替。但要注意塑料袋要用白色或透明塑料袋，至少用兩層，袋中盛入冰水混合物後將袋口紮緊。要確定無漏水點方可進行冰

敷，否則漏水可能污染傷口，增加感染的風險。

也可以買一瓶凍飲，倒在膠袋裏充當冰袋使用。沒有合適的膠袋時可以直接倒在毛巾、手帕之類織物上，浸潤低溫後直接冰敷。也可以買根冰棍包上毛巾替代冰袋使用。安全套也可以作為應急冰袋使用，要注意紮緊袋口。

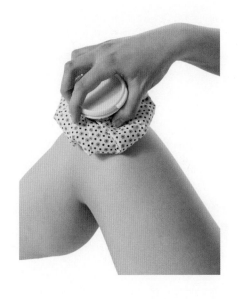

（3）皮膚破損時的冰敷

若膝關節扭傷併發皮膚破損，皮膚有傷口的話，一定要先墊上一層乾淨不透水且非保溫隔熱材料，不要讓冰袋上凝結的水滴流入傷口增加感染風險。

習慣性錯誤：

受傷後立即熱敷，比如用熱毛巾或熱水袋熱敷扭傷處。創傷後的急性出血期是在傷後 48 ～ 72 小時內，熱敷會增加血液循環，易使受傷處的血管大量出血，增加內出血的症狀，使傷情加重，給後續的治療帶來困難。

正確處理 3：

C 是 Compression 的首字母，指加壓包紮的意思。如果受傷的當時條件允許，可以使用彈力繃帶對損傷局部加壓包紮，不但可以固定局部，避免損傷加重，同時一定的壓力可以避免過度出血腫脹等情況。

但是，包紮並不是越緊越好，太緊會影響血液循環，造成肢體缺血，嚴重時會增加肢體因為缺血壞死的風險。包紮力度適度，大致鬆緊程度是可以在繃帶裏很容易地塞進一根手指（通常是食指）。

習慣性錯誤：

（1）膝關節扭傷後強行讓膝關節運動，或讓患肢強行走路。

（2）受傷後用過大力量進行包紮，使受傷處皮膚因缺血而發紫。

正確處理 4：

E 是 Elevation 的首字母，這裏指抬高患肢，把受傷的肢體墊高，最好是高於心臟的位置，這樣有利於整個肢體血液和淋巴液的回流。比如膝關節嚴重受傷，人無法走路，在擔架和病床上時，要用被子或吊帶抬高患肢以加速血液和淋巴液回流至心臟。

Chapter 6 膝關節保護的 生活習慣調整

膝關節的退化與勞損在體重超重人士中出現的機率更高，體重超重人士出現膝關節退化與勞損的症狀也要明顯早於體重適中人士。人體體重每超重 1 千克，其膝蓋部位需多承受體重增加量的 6 倍重量。例如，人超重 5 千克，他的膝蓋就得多負擔 30 千克。因此應儘量避免身體肥胖，防止加重膝關節的負擔，一旦身體超重，就要積極減肥，控制體重。

注意走路和工作時的姿勢，避免長時間下蹲，因為下蹲時膝關節的負重是自身體重的 3～6 倍，（如汽車修理工、房屋裝修人員）工作時下蹲最好改為低坐位（坐小板凳）；久坐或久站也要經常變換姿勢，防止膝關節固定一種姿勢而使某點受力過大過久。

走遠路時不要穿高跟鞋，要穿厚底而有彈性的軟底鞋，以減少膝關節所受的衝擊力，避免膝關節發生磨損。

參加體育鍛煉時要做好準備活動，輕緩地舒展膝關節，讓膝關節充分活動開以後再參加劇烈運動。練壓腿時，不要猛然把腿抬得過高，防止過度牽拉膝關節。下蹲位置不要太低。

騎自行車時，要調好車座的高度，以坐在車座上兩腳蹬在腳蹬上、兩腿能伸直或稍微彎曲為宜，車座過高、過低或騎車上坡時用力蹬車，對膝關節都有不良影響。

膝關節遇到寒冷，皮下血管收縮，血液循環變差，往往會加重舊傷或膝痛，故在天氣寒冷時應注意保暖，必要時戴上護膝，防止膝關節受涼。

有膝關節骨性關節炎者，儘量少上下樓梯、少登山、少久站、少提重物，避免膝關節的負荷過大而加重病情。

有膝骨關節病者，既要避免膝關節過度疲勞，又要進行適當的功能鍛煉，以增加膝關節的穩定性，防止腿部的肌肉萎縮，這不僅能緩解關節疼痛，還能防止病情進展。不要以為只有休息不活動，才能保護好患病的膝關節。

在飲食方面，應多吃富含蛋白質（尤其是膠原蛋白）、鈣質、異黃酮的食物，如牛奶及奶製品、大豆及豆製品、雞蛋、魚蝦、海帶、黑木耳、雞腳、豬腳、羊腿、牛筋等，這些能補充蛋白質、鈣質，防止骨質疏鬆，使骨骼、關節更好地進行鈣質的代謝，緩解關節炎的症狀。

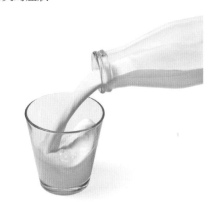

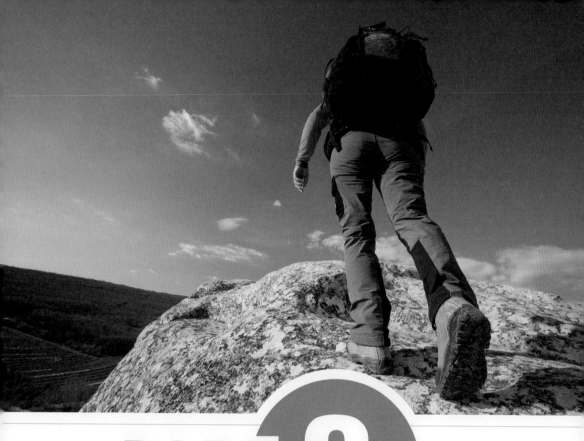

PART 3

跑步者、登山者 膝關節功能性訓練

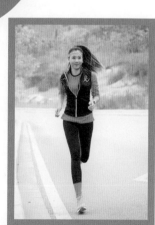

吳敏簡介

　　健康跑訓練專家，「吳敏健康跑訓練營」創始人，2004年杭州國際馬拉松冠軍，中國國家隊長跑運動員，國際運動健將。

　　跑步與登山是最常見的兩種健身運動。這兩項運動對心肺功能的訓練效果良好。但不當的跑步與登山會造成膝關節快速勞損與傷病，不但會嚴重影響跑步者和登山者的原有運動，甚至會對其正常的行走與膝關節屈曲度造成嚴重影響。

　　本章的主要內容包括預防膝關節受傷的正確跑步與登山技術動作介紹，相關膝關節功能性加強訓練。

Chapter 1 | 跑步者的 膝關節保健與功能性訓練

跑步者跑動時的健膝要點

跑步時腳着地的緩衝技術

跑步着地緩衝技術可分為着地緩衝和垂直緩衝。

着地階段的技術要點

在跑動騰空期結束時,擺動腿積極伸展下落,前腳掌富有彈性地着地,小腿順勢前擺做「扒地」動作,着地腿的膝關節是彎曲的。腳着地時應用腳前掌或腳前掌外側先着地,着地角為 65 ～ 68 度。腳着地時,應增加腳與地面的接觸時間,把地面衝擊力儘量消耗在踝關節運動階段。腳着地後,小腿後側肌群和大腿前側肌群應積極而協調地退讓,以減緩着地的衝擊力。

垂直緩衝階段的技術要點

支撐腿着地之後,由於髖關節積極伸展和身體自身前移的慣性,加速總重心的順利

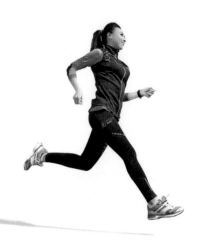

通過。在身體重力和屈膝擺動的擺動腿壓力作用下,支撐腿迅速彎曲緩衝,利用腿部肌肉的離心收縮緩衝,這個和下跳落地緩衝技術類似。

場地跑、跑步機和越野跑的注意事項

場地跑一般指塑膠跑道。這樣的跑步場地是相對安全的,地面軟硬適中,對膝關節低衝擊。注意選擇輕薄的跑鞋即可。

跑步機一般比較傷膝蓋,不建議總在跑步機上跑步。跑步機上的運動前進的力跟跑步機自身運轉方向是相反的。業餘跑步者很少有人可以做到百分百跟跑步機所調整的配速相同,所以如果總在跑步機上訓練,建議平時多做單腿屈膝的練習以加強鞏固。

越野跑相對地形比較複雜,因為經常有上下坡,所以建議膝蓋力量薄弱的跑步者可適當採取保護措施,比如用髕骨帶或者護膝。

預防「跑步者膝」的指導原則

預防「跑步者膝」最重要的是運動前做足充分的準備活動,促進膝蓋滑囊液的分泌,跑姿正確,盡可能避免一些不必要的磨損。另外,就是針對性地加強膝關節和髖關節周圍肌肉力量,避免肌肉代償給膝蓋造成額外壓力。

跑步者膝關節專項訓練　預防「跑步者膝」

　　跑步者需要增強股四頭肌、膕繩肌及小腿三頭肌，以加固膝關節，同時調整兩條腿兩側肌肉的平衡性，並增加跑動時的敏捷性。以下訓練同樣適用於健步走者。

跑步者膝關節專項訓練組合一

1 躬身展肩

訓練目的

　　把膕繩肌、臀大肌與肩部三角肌前中束一起拉伸的複合動作，既可對跑步時的股後肌群有拉伸作用，又可通過拉伸肩部調節跑步者的擺臂動作。

➲ 動作詳解

　　站立，站距同髖寬。雙手交叉於背後，兩腿伸直，向前躬身，交叉的雙手儘量伸到頭部上方，頸後肌肉放鬆。如果訓練者柔韌性較弱，感到肩部過緊，可以放開雙手，將雙手置於大腿的背側。堅持這一姿勢 30 秒，然後起身。

➲ 訓練組次數

　　每次訓練 3 次。

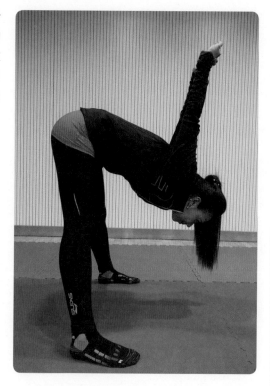

2 | 推牆小腿拉伸

訓練目的

拉伸和放鬆小腿三頭肌，對緩解膝關節痛有一定效果。

➜ 動作詳解

面向牆站立，與牆保持小於一臂距離。右腳先前邁出一步，並屈右腿成箭步蹲狀態，左腿繃直，可感到左腿後側有明顯拉伸感；雙手推牆，借助上肢的發力使左腿拉伸感加深。保持這一姿勢 20 ～ 30 秒，然後換另一條腿。

➜ 訓練組次數

每次訓練 3 次。

3 | 三段式靜蹲

訓練目的

這個動作是「靠牆靜蹲」的升級版。在靜力訓練股四頭肌同時，訓練小腿三頭肌，複合式提高跑步的腿部肌力。

➜ 動作詳解

訓練者完成一次靠牆靜蹲，達到膝關節成 90 度角，大腿與地面平行，膝關節不超過腳尖，保持這一動作 30 秒；然後右腳腳跟抬起，完成右腳提踵，並保持 30 秒；再放下右腳跟，進行左腳提踵，並保持 30 秒。完成這個三段動作，算完成一次，共用時 90 秒。然後站起身，休息 1 分鐘再進行下一次。

➜ 訓練組次數

每次訓練 3 ～ 4 次。

4 側步蹲

訓練目的

很多跑步者經常忽視腿部外側肌肉的訓練，而腿部外側的訓練可以從側面加固膝關節，減少在不平坦路面跑步時出現膝關節扭傷的機率。

> ➲ **動作詳解**
>
> 身體正直，左腳向左邁出一步，腳尖成 45 度角；同時身體下蹲至左側大腿接近與地面平行，注意膝蓋不要超過腳尖。下蹲時吸氣，起身時呼氣。
>
> ➲ **訓練組次數**
>
> 訓練 2～4 組，每條腿均訓練 8～12 次為 1 組。

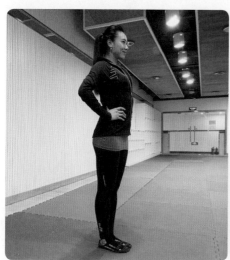 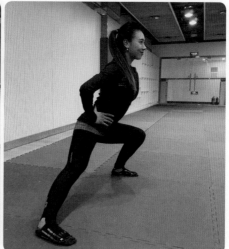

Tips

躬身展肩、推牆小腿拉伸及側步蹲，這三款訓練可以作為跑步前的熱身訓練，也可作為跑步後的緩解訓練。此時每個動作只做 1～2 組。

跑步者膝關節專項訓練組合二

1 靠牆蹲起

訓練目的

　　由於動作全程可以保持膝蓋在腳尖之後，全程對膝關節的壓力小於徒手深蹲，所以膝關節勞損和有傷者也可採用此動作訓練腿部肌肉。

⊃ 動作詳解

　　訓練者背對牆 20 ～ 30 厘米，後背向牆施壓以使後背和牆貼緊。兩腳站距同髖，下蹲至大腿與地面平行，然後站起。下蹲時吸氣，站起時呼氣。動作過程中始終保持膝關節不超過腳尖。

⊃ 訓練組次數

　　訓練 3 組，每組 10 ～ 20 次。

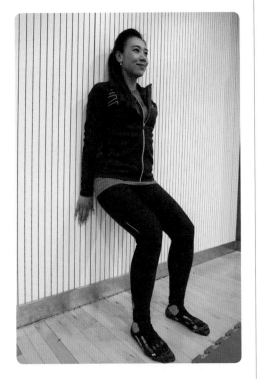

Tips

　　由於股四頭肌肌腱與髕韌帶相連，對於韌帶重建術採用自體髕韌帶為材料的患者，要把訓練期延遲 2 個月或遵醫囑。

2 坐姿直腿上抬

訓練目的

　　該動作在股四頭肌靜力收縮的同時強化股直肌生長。跑步者在功能性訓練時可以在「坐姿直腿上抬」和「坐姿直腿拉伸」之間任選其一進行。

➲ 動作詳解

　　先完成一次坐姿股四頭肌靜力收縮（以左腿為例），然後保持左腿膝關節伸直的同時，使左腿大腿抬離椅面，達到訓練者可承受的極限位置，然後緩慢使動作回歸坐姿，股四頭肌靜力收縮狀態。每組訓練中膝關節始終保持伸直狀態。

➲ 訓練組次數

　　訓練 3 組，每條腿均訓練 10 次為 1 組。

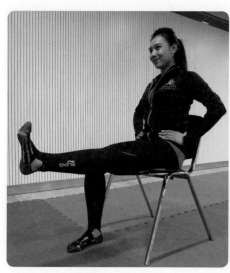 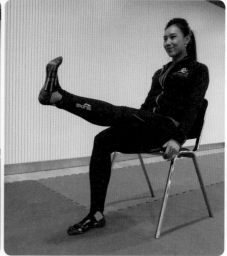

3 坐姿直腿拉伸

訓練目的

在坐姿時完成膕繩肌拉伸和膝關節伸直訓練，可以作為膝關節受傷後的伸直訓練，同時也是一種股四頭肌靜力肌肉訓練。辦公室一族也可以採用此動作緩解膝關節虛弱症狀。

➲ 動作詳解

訓練者坐於椅子邊緣，右腳平穩踩於地面。左腳向前伸使膝關節伸直，感到左腳踵有明顯壓地感。左腿大腿前側肌肉用力收縮，以感到左腿大腿後側有拉伸感。同時左腳踵壓地感加重。保持這一姿勢 15 秒後換右腿進行該動作。

➲ 訓練組次數

訓練 3 組，每條腿均訓練 15 秒為 1 組。

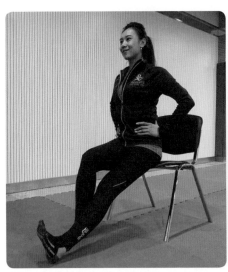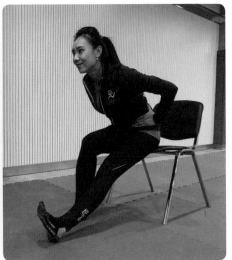

Tips

動作過程中背部始終挺直，只向前屈髖。

4 | 髂脛束訓練

訓練目的

　　作為髂脛束和髖關節的拉伸方法，可以放在跑步前熱身進行，也可專門作為跑步者膝關節加強訓練中的拉伸訓練進行。

➲ **動作詳解**

　　站立位，使兩腿交叉，右腿在左腿後側，兩腳均踩穩地面。然後身體向左側屈，並向右推髖部，感覺到右側髖部和右腿有拉伸感，將這種拉伸感盡可能增強。堅持 15 秒後換腿。

➲ **訓練組次數**

　　訓練 3 組，每條腿均訓練 15 秒為 1 組。

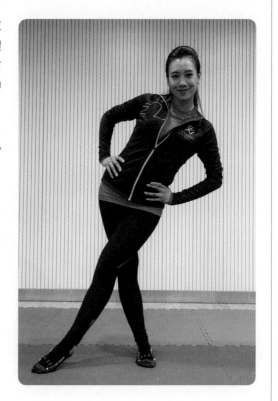

Tips

如果訓練者膝關節有傷，可以雙手在前面扶固定物以保持平衡。

5 | 徒手深蹲

訓練目的

利用身體體重訓練大腿部肌群。

⟳ **動作詳解**

兩腿分開直立，站距與肩同寬，下蹲時雙手掌心向下前平舉，下蹲動作像馬步那樣向後坐，使膝蓋不超過腳尖；當大腿與地面平行時可頂峰收縮 1 ～ 2 秒鐘，然後站起身回歸直立狀態，同時雙手回擺到身體兩側。下蹲時吸氣，站起時呼氣。

⟳ **訓練組次數**

訓練 3 組，每組 10 ～ 20 次。

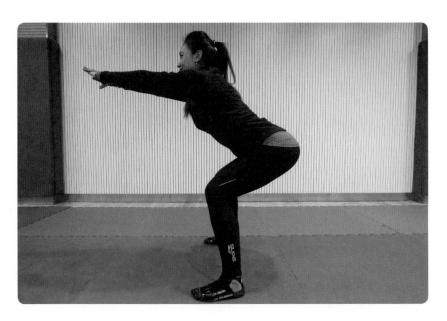

Tips

如果下蹲時膝關節總超過腳尖，或無法完成後坐動作，可在身後放一把矮凳輔助完成動作。當掌握動作後再撤掉矮凳淩空完成徒手深蹲。

6 單腿蹲普通版

訓練目的

在訓練腿部肌肉的同時，訓練身體平衡感的下蹲。

➲ 動作詳解

訓練者以站立位開始。左腳自然抬起，右腿挺直。然後右腿在左腳懸空狀態下下蹲，下蹲到訓練者的極限位置（以不產生不適感為宜）。然後站起身，完成規定次數，再換另一條腿進行。下蹲時吸氣，站起身時呼氣。

➲ 訓練組次數

訓練 2 組，每條腿均訓練 5 次為 1 組。

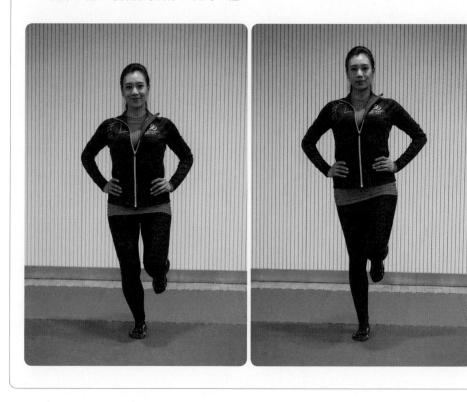

7 | 45 度單腿蹲

訓練目的

　　「單腿蹲普通版」的升級版。訓練膝關節在不同角度下承受身體重量時的強度和穩固度。膝關節有傷者若有疼痛感，請換回單腿深蹲普通版。

➲ **動作詳解**

　　訓練者以站立位開始。左腳自然抬起，右腿挺直，右腳向外轉動 45 度，但身體仍然面朝前方。然後右腿在左腳懸空狀態下下蹲，下蹲到訓練者的極限位置（以不產生不適感為宜）。然後站起身，完成規定次數，再換另一條腿進行。下蹲時吸氣，站起身時呼氣。

➲ **訓練組次數**

　　訓練 2 組，每條腿均訓練 5 次為 1 組。

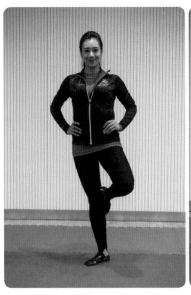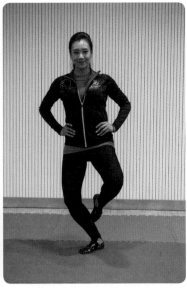

Tips

　　「45 度單腿蹲」和「單腿蹲普通版」作為一般小步慢跑或小步長跑的功能性訓練。若訓練者想更深度刺激大腿肌肉和臀大肌，可以將「45 度單腿蹲」改為「徒手深蹲」。

8 箭步蹲走

訓練目的

跑動中臀部肌群肌力的功能性訓練，對於維持身體跑動時的平衡有良好訓練效果。

➲ 動作詳解

身體正直，右腳向前邁出一大步，同時身體儘量下蹲直到右側大腿與地面平行，左腿前側產生明顯拉伸感為止，左腿膝蓋儘量接近地面。然後以右腿為支撐站直身體，換左腿向前邁步完成同樣動作。下蹲時吸氣，起身時呼氣。

➲ 訓練組次數

訓練 2 ～ 3 組，每條腿均訓練 10 ～ 20 次為 1 組。

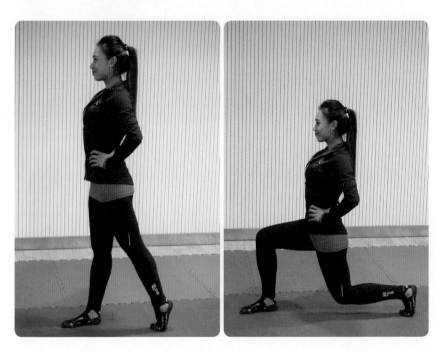

Tips

有基礎者可將「箭步蹲」升級為「箭步蹲走」，即一邊箭步蹲一邊向前行走。

跑步者功能性訓練計劃

訓練原則

（1）該訓練在非跑步日進行，訓練後 48 小時內不宜長距離跑步。

（2）本訓練每周訓練小於 3 次，且隔天進行。

（3）本訓練可以作為雨雪天不宜長跑時的室內替代訓練。

（4）每次訓練，訓練組數不宜超過 25 組，熱身動作不計入總訓練組數。

訓練計劃

訓練動作	訓練組數	每組要求
熱身 1：坐姿直腿拉伸	1～2 組	每條腿均訓練 15 秒
熱身 2：躬身展肩	1～2 組	30 秒
熱身 3：推牆小腿拉伸	1～2 組	每條腿均訓練 15 秒
熱身 4：髂脛束訓練	1～2 組	每條腿均訓練 15 秒
45 度單腿蹲	2 組	每條腿均訓練 5 次
單腿蹲普通版	2 組	每條腿均訓練 5 次
側步蹲	2～4 組	每條腿均訓練 8～12 次
箭步蹲走	2～3 組	每條腿均訓練 10～20 次
靠牆蹲起	2～3 組	10～20 次
徒手深蹲	2～3 組	10～20 次
坐姿直腿上抬	2～3 組	每條腿均訓練 10 次
三段式靜蹲	1～3 組	90 秒

計劃後緩解訓練

「坐姿直腿拉伸」「躬身展肩」「推牆小腿拉伸」「髂脛束訓練」，這四個動作各做 1 組。

登山者的
膝關節保健與功能性訓練

登山運動是另一種良好的心肺功能訓練，而且對腿部肌肉的訓練效果顯著，尤其對臀部肌群、小腿三頭肌、股後肌群和股四頭肌。但是登山對膝關節的衝擊力要大於慢跑，尤其是下山的時候，膝關節軟骨不僅要受到體重向下的重力，而且下坡時的高度差也會使身體重力加倍作用於膝關節，同時由於山路下坡面不是台階，其沒有階段性的平台，所以下坡時膝關節受的力不是豎直向下，而是沿斜坡斜向下的。這其中產生的一個水平分立會加重對膝關節半月板和其他軟骨的磨損。

所以，正確的上下山方式很重要。下文將介紹正確的上下山方式，以減輕登山愛好者在上下山時膝關節受到的壓力，同時也可以減輕人體的疲勞，使登山者的登山時間更久，距離更長。此外，本節會介紹登山後腿部疲勞緩解訓練以及登山者的專項功能性訓練。本節配圖由北京大學山鷹社莊方東參與動作示範。

登山者健膝技術動作

上山的姿勢

保持良好的上山姿勢可以有效避免在上山時由於失去重心而摔倒，即使被滑倒後，也可減少滑倒後的受傷。

上山時，登山者面對斜坡，首先要身體前傾，讓重心儘量向前壓，使上山時的每一步都產生一定的「重心牽引效果」，這樣上山時不但省力，還能有效避免摔倒。

上山的抬腿要儘量靠股四頭肌收縮，完成髖關節屈曲，即用大腿帶動小腿上山，使小腿三頭肌的發力只起輔助作用。具體操作就是用已經登上斜坡的前腿帶動還未登上斜坡的後腿，結合重心的前傾完成登山的每一步。

上山時的手臂主要作用是保持平衡，輔助爬山和摔倒時起保護作用。保持平衡要求爬山時手臂儘量前伸，以使身體重力分佈有前傾趨勢，使身體前傾產生的「牽引作用」效果更加明顯。

當遇到陡坡時，可以利用前傾的雙手趴在地上進行爬行，這樣的省力效果更明顯。遇陡坡，手腳併用不但可以省力，也能很好地避免摔倒。手臂的保護作用在於防止摔倒。

一般性摔倒

由於上山時注意了重心前傾原則，所以一旦失去平衡也是向前倒，而非向後翻直接滾下山坡。上坡時，當不慎滑倒，切記加大

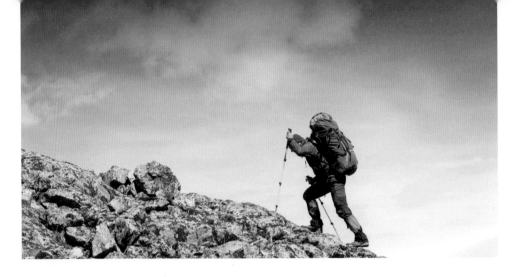

重心前傾，向前摔，倒地同時伸雙手前撲，雙手掌着地後做一次退讓性俯臥撐，並將頭向一側轉以防碰到鼻子。這個過程和前文講到的「前撲受身」技術類似。

提高上坡時摔倒受身技術的輔助訓練：

① 俯臥撐擊掌；

② 前撲受身技術（見第二章第四節）。

滑倒後的應激技術

當上坡時踩到流沙、碎石、青草、落葉、泥漿等濕滑物或鬆散物極容易發生滑倒。於是要在上坡前撲受身技術的基礎上預防身前的灌木枝葉，尤其是前面路人用開山刀砍斷的灌木。那種被砍斷的灌木只剩下半截幹枝插在土裏，尖細的枝豎直向上，如果登山者滑倒時正好撲在上面，後果將十分嚴重。

登山者要時時注意前面道路上被砍斷的灌木，如果滑倒，登山者需要在空中做轉體動作避開。一般登山者還是要以防為主。

另外，訓練者在滑倒後要避免摔倒時的慣性作用造成滑下山坡，即滑倒時進行前撲受身的同時，迅速抓住周圍的枝葉或其他固定物，同時讓身體盡可能大面積趴伏於地面，以增加身體和坡面的摩擦力，以達到快速制動的目的。

利用手臂的攀爬能力防止墜崖

爬山時，身體重心前傾隨時準備在摔倒時抓住抓扶物，尤其是在接近懸崖的位置更是如此。而抓握抓扶物的能力也需要平時訓練，才能在關鍵時刻派上用場。

下山的姿勢

下山的重點和上山一樣，關鍵仍是控制重心，但重心控制方向與上山相反。下山時重心向後，摔倒或滑倒後立即向後倒，借助山坡斜面效應減少身體下落距離，從而減少身體與地面接觸時的撞擊力。上身在空中時要轉身，儘量使手臂接觸地面並進行手臂肌肉發力緩衝，將潛在的受傷風險減到最小。

轉彎的姿勢

在上山或下山時遇到轉彎的原則是重心向山坡一側傾斜，以便摔倒或滑倒時，向山坡側倒地受身，減少潛在的受傷風險。

攀爬時的姿勢

當山坡坡度大於 45 度，上山的動作以手腳併用的攀爬姿勢為主。當坡度繼續增大，上坡時所需的力量中，手臂力量越發顯得重要，需要平時多增加手臂和背部肌肉訓練。關於攀爬時所需的手臂和背部肌肉訓練可以通過複合引體向上訓練以達成。

登山者的專項功能性訓練

上山時，人面向山坡行走，走出的每一步踝關節都有一次足背屈動作；而踏地後踝關節由足背屈變為跖屈動作。整個運動行程中，踝關節做了一次全程的提踵動作。所以，上山的動作對訓練小腿三頭肌效果明顯。同時，也預示著，平時多進行小腿三頭肌的功能性訓練，對上山的動作將起到良好促進作用。

上山時，由於髖關節運動行程比平地上長，同時膝關節由屈曲位變成伸直位的運動行程也比平地時長，所以上山動作對股四頭肌、膕繩肌和臀大肌的鍛煉效果也比平地強很多。這就是平時少有爬山和鍛煉習慣者偶爾爬山後，會感到大腿異常痠痛的原因。根據以上原理，平時多加強股四頭肌、膕繩肌和臀大肌的訓練，能有效避免偶爾爬山時的肌肉痠痛。

1 俯臥爬山訓練

訓練目的

該訓練是全身訓練，可以訓練到手臂、大腿和核心力量，美國很多健身教練會專門拿俯臥爬山動作作為核心力量專項訓練。俯臥爬山訓練實際模擬了在複雜路面手腳併用爬山時的動作，對陡峭山坡的攀爬技術有良好訓練效果。該訓練也能提高有氧耐力。

交叉位俯臥爬山

> **➲ 動作詳解**
>
> 俯臥撐位開始，雙臂伸直，腳尖著地。保持身體平衡，緩慢抬右膝向上，儘量觸碰到左臂，然後回歸起始時的俯臥撐位。再儘量用左膝向上，儘量觸碰右臂。以此類推，兩腿交替完成。動作熟練後增加每組訓練次數和動作速度。

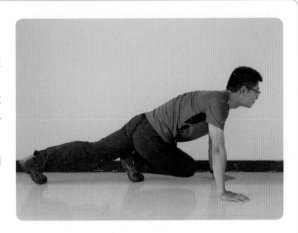

同側位俯臥爬山

➲ 動作詳解

　　俯臥撐位開始，雙臂伸直，腳尖着地。保持身體平衡，緩慢抬右膝向上，儘量觸碰到右臂，然後回歸起始時的俯臥撐位。再儘量抬左膝向上，儘量觸碰左臂。以此類推，兩腿交替完成為 1 組，每組做 30 秒。動作熟練後增加訓練速度。

➲ 訓練組次數

　　2 ～ 3 組，「交叉位俯臥爬山」和「同側位俯臥爬山」各做 10 ～ 15 次為 1 組，組間休息 3 分鐘。

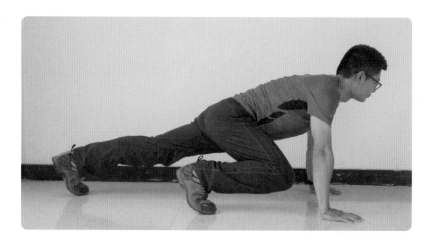

Tips

以上兩項訓練的注意事項：

① 實際操作中，以上兩種俯臥爬山動作，可以任選一種訓練，也可以交替進行。

② 訓練時保證穩定呼吸，調整好動作節奏。

③ 保持身體平衡，背部保持中立位，不要下垂。

④ 第一次做訓練時，主要動作的發力靠核心力量和髖關節的扭轉，肩部不要借力。

⑤ 開始慢速訓練時，注意膝關節碰到手臂後保持 2 秒鐘頂峰收縮再放下。

⑥ 注意訓練前熱身，訓練後拉伸。

2 蹲位鴨子跳

訓練目的

　　有效提高大腿部肌肉在蹲位時的綜合發力能力，有利於崎嶇山路或灌木叢林的穿行。

➔ **動作詳解**

　　身體下蹲，保持好平衡，站距與肩同寬或略寬於肩。然後在蹲位時跳起並左腳向前邁步，然後回到蹲位並再次跳起，同時右腳向前邁步。依次兩腿交替，在保持蹲位時向前跳。

➔ **訓練組次數**

　　每次訓練 2～3 組，每組跳 20 步。

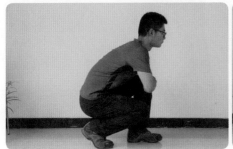 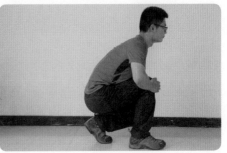

3 單腿支撐推牆訓練

訓練目的

　　提高抬起腿的髖關節柔韌性，提高支撐腿的單腿支撐力。

➔ **動作詳解**

　　找一面牆，面牆而立。右腿為支撐腿，左腿向後抬並順勢兩手臂前伸推住牆面，保持後背、手臂和左腿儘量成一條直線。保持這一姿勢 1 分鐘，然後換左腿支撐，右腿後抬。

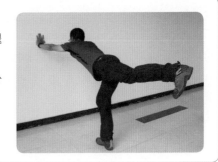

➔ **訓練組次數**

　　2～4 組，每條腿均訓練 5 次為 1 組。

4 | 助力小腿三頭肌全程收縮

訓練目的

　　該訓練屬本體感受性肌肉收縮與拉伸複合訓練。訓練小腿三頭肌從足背屈到足蹠屈全程收縮的能力。該動作模擬上山時踝關節的真實運動軌跡，對上山動作有實戰訓練意義。

➲ 動作詳解

　　在訓練者前方準備一把椅子，訓練者與椅子距離約半米，前腳掌下墊一固定物。固定物通常是木板或槓鈴片，厚度 3～5 厘米。訓練者兩腳前腳掌踩住木板，身體前屈，使兩手自然扶住椅面，軀幹保持與地面平行。然後兩腳後跟用力向地面踩，可以感到小腿肌肉有明顯拉伸感，保持 3 秒鐘在此拉伸位。然後慢慢踮腳尖，完成一次提踵動作，提踵到最高點時，保持頂峰收縮 3 秒鐘。再緩慢腳跟踩地，繼續 3 秒鐘拉伸，進行下一次動作。

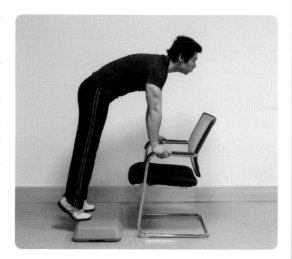

➲ 訓練組次數

　　2～4 組，每組 12～20 次。

Tips

　　（1）由於前腳掌下已墊抬高物，所以助力小腿三頭肌全程收縮比平地提踵訓練完成動作更充分，同時對小腿還有拉伸效果。

　　（2）訓練水平高者，可負重完成該動作。

5 仰臥膕繩肌球上彎舉

訓練目的

綜合訓練臀部和膕繩肌肌肉，對人體在仰臥位的平衡也有良好訓練作用。

➲ **動作詳解**

仰臥於瑜伽墊上，將腳踵搭在健身球上，然後利用臀部和膕繩肌收縮使球向自己的臀部位置滾動。同時訓練者向上抬起臀部。然後將健身球向外搓出並伸直雙腿，回歸腳踵觸球的起始位。把球拉近自己身體時吸氣，將球搓推遠離身體時呼氣。

➲ **訓練組次數**

2～4組，每組12～20次。

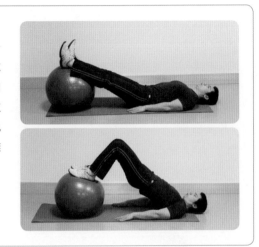

6 台階箭步蹲

訓練目的

模擬上山時的大腿運動狀態，綜合提高大小腿各部肌肉的協同發力能力。該訓練對股後肌群和髂腰肌的拉伸效果強於一般的箭步蹲。

➲ **動作詳解**

取一穩固的跳操台或訓練箱置於身前，抬右腳踩踏跳操台並完成箭步蹲，儘量讓左腿膝蓋接近地面，保持箭步蹲位1～3秒，然後站起身並收回右腿。再換左腿完成台階箭步蹲。

➲ **訓練組次數**

每周訓練2次，每次訓練2～3組，每條腿均訓練10次為1組。

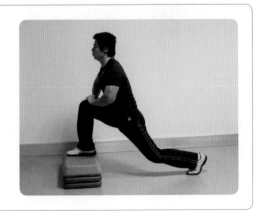

7 | 啞鈴深蹲

訓練目的

在訓練大腿肌肉和支撐能力的同時，訓練上肢在負重狀態下的平衡能力。

➡ 動作詳解

下蹲，兩手各握住一隻啞鈴，抬頭挺胸，將啞鈴拉起並使其置於訓練者身體兩側，兩腳站距與肩同寬。然後下蹲至大腿與地面平行，再用力蹬地站起身，回歸站立雙手持啞鈴位。蹲起的整個過程中背部始終挺直，不要向前躬腰以免傷到腰椎。下蹲時吸氣，站起身時呼氣。

➡ 訓練組次數

2～4 組，每組 12 次。

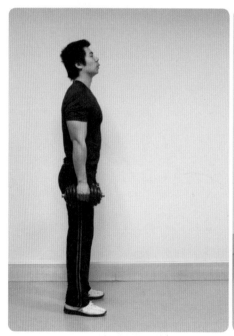 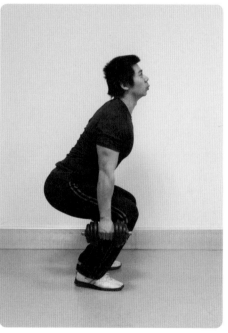

8 啞鈴台階訓練

訓練目的

　　訓練負重狀態下上陡坡或陡峭台階的能力，對腿部肌肉訓練以及身體在站立位重心改變時的平衡能力有針對性效果。

⤷ 動作詳解

　　找一個穩定而牢固的跳操台或訓練箱（能承受訓練者加啞鈴的總重量），兩手各持一隻啞鈴站立，提起啞鈴的動作與啞鈴深蹲相同。左腿邁上跳操台並站穩，右腳也邁上跳操台；然後左腳邁下跳操台，右腳也邁下跳操台。兩腳一上一下算 1 次動作。動作過程中保持啞鈴始終穩定，避免啞鈴搖擺造成的身體不穩。

⤷ 訓練組次數

　　每次訓練 2 ～ 4 組，每組 20 ～ 30 次動作。

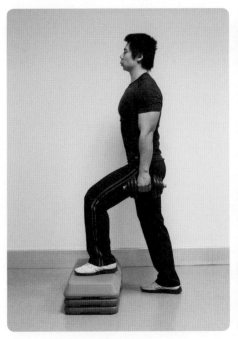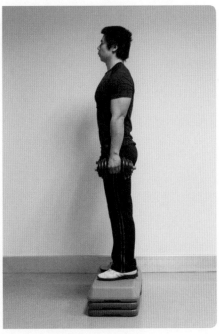

登山者功能性訓練計劃

訓練原則

（1）該訓練在非登山日進行，訓練後 48 小時內不宜行山。

（2）本訓練每周訓練小於 3 次，且隔天進行。可以隔一天一做或隔兩天一做。

（3）本訓練可以作為雨雪天不宜行山時的室內替代訓練。

（4）每次訓練，訓練組數不宜超過 25 組。

訓練計劃

訓練動作	訓練組數	每組要求
啞鈴深蹲	2～4 組	12 次
啞鈴台階訓練	2～4 組	20～30 次
台階箭步蹲	2～3 組	每條腿均訓練 10 次
俯臥爬山訓練（交叉位＋同側位）	2～4 組	交叉位＋同側位訓練各 10～15 次
蹲位鴨子跳	2～3 組	20 步
仰臥膕繩肌球上彎舉	2～4 組	12～20 次
助力小腿三頭肌全程收縮	2～4 組	12～20 次
單腿支撐推牆訓練	2～3 組	每條腿均訓練 5 次

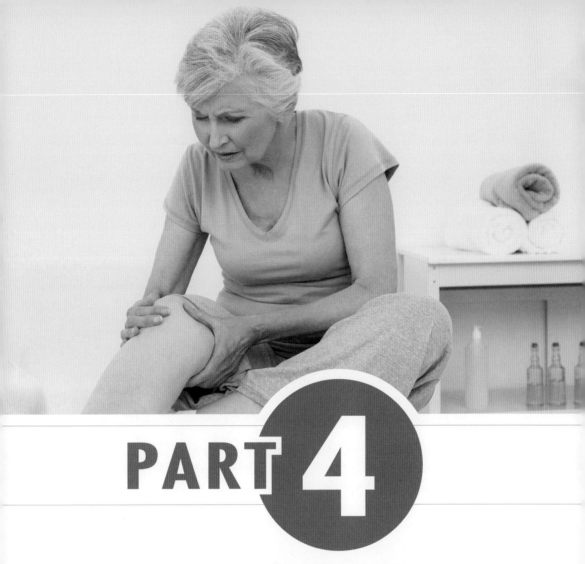

PART 4

中老年膝關節保健與
自我護理訓練

　　俗話説「人老先老腿」。這裏指的腿部老化通常不是股骨、脛骨、腓骨等骨組織，更多情況是膝關節的軟組織老化。有些人年過 45 歲，便出現腿腳不利索，上下樓梯不順暢，某條腿在單腿承重的某個位置出現疼痛感，上坡或踏跳時腿吃不上勁，膝關節經常出現彈響和「發軟蹄」等症狀。如果不及時進行康復訓練或者積極治療，很可能膝關節內部出現黏連，影響膝關節屈曲度，膝關節軟骨磨損加重，甚至造成無法行走，過早進行膝關節置換手術等。

　　本章的內容將介紹一系列的中老年膝關節功能性訓練，加強膝關節軟組織強度，提高膝關節周圍相關肌肉力量，最終延緩膝關節老化速度，增加膝關節有效壽命。

人近 40 歲，膝關節進入退化期，膝關節囊和膝關節軟骨退化，同時對膝關節起到加固和穩定作用的肌肉和韌帶也會趨於老化。人們會突然感到走遠路、跑動、跳躍時沒有年輕時有力、敏捷，很多時有力不從心之感。

中老年人的膝關節保健與強化訓練，與年輕人有很大不同。對於老化的中老年膝關節，應以功能性訓練為先，逐步增加肌肉力量的原則。而且訓練中也需考慮到患有高血壓、心臟病、糖尿病、肥胖症、骨質疏鬆症等病症的中老年人。

本章根據中老年人特點，特別選擇了功能性和安全性都良好的訓練動作。即使患有以上慢性病的中老年人仍可進行本章的訓練。當本章訓練可以輕鬆完成時，可以將膝關節訓練升級到第二章「膝關節傷病預防訓練」，進一步加固膝關節及加強腿部肌肉。

中老年人膝關節常見慢性疾患

中老年膝關節骨性關節炎

膝關節軟骨在 20 歲左右就開始發生退化，膝關節囊和膝關節周圍組織也發生改變。膝關節軟骨厚度變薄、間隙變窄、彈性減少、緩衝作用降低；膝關節周圍邊緣異常增生性改變，甚至退行性關節炎，導致步態和肌力失常；膝關節穩定性降低，上下樓梯較為困難。關節扭傷、着涼、過勞常可誘發或加重膝關節疼痛。疼痛嚴重者甚至可影響睡眠。很多中老年人由於年輕時運動動作不規範以及忽視腿部訓練，以致出現以上症狀。

膝軟

中年以後，尤其進入老年，絕大多數人肌細胞數量減少，肌力不斷減退。自 25 歲開始，肌肉力量以每 10 年 4% 的速度遞減，50 歲以後則以每 10 年 10% 的速度遞減，在 30 ～ 80 歲之間，下肢肌力減退可達 60%。由於肌肉力量減退，老年人舉步抬腳不高，步行緩慢、不穩，膝關節得不到足夠的保護。所以中老年人容易發生膝軟，通俗來講就是「發軟蹄」，即行走中膝關節突然發軟，欲跪倒或摔倒的現象，可能伴有劇痛。

「膠着」現象

膝關節是人體中負重僅次於踝關節，但是運動最多的關節，因此也是人體中退化最早、損傷最多的關節。45 歲以上的中老年人，尤其是女性，由於其體內激素水平下降，會引起膝關節的透明軟骨退化、萎縮，再加上一些輕微的損傷，其透明軟骨便會出現局部壞死，此時身體會自行開始修復，但滲出的關節液為酸性物質，會形成多種化學性炎症介質。這些變化可能導致「膠着」現象的出現，即關節在某一位置較長時間靜止不動之後，再活動時非常疼痛，屈伸不能，必須緩慢地逐漸活動一會兒，「膠着」現象才會逐步消失，膝關節才能屈伸運動。

膝關節絞鎖

據臨床統計，老年人膝關節病者中，半月板磨損、破裂、骨化者佔 30% 以上，以游離緣毛刷樣改變多見，關節內有直徑 5 毫米以上游離體者佔 10% 以上。這些游離體可以引起中老年人膝關節絞鎖，即在行走等運動過程中，膝關節突然被鎖在某一位置上不能運動，像有東西將關節卡住一樣，常需要試探着將關節搖擺屈伸，往往在感到「咯噔」響後，關節才能恢復原先的活動。

老年性膝關節功能障礙

臨床統計顯示，老年人膝關節病者中有不同程度的行走困難者佔 80% 以上，幾乎所有老年人膝關節病者都有膝關節摩擦音（感），以髕股間隙及內側脛股間隙多見。

2/3 的老年人膝關節病者會有膝關節活動受限。

反覆發生的關節損傷，必然使局部成纖維細胞大量增殖，形成疤痕組織，加上老年患者運動減少，久之則不斷硬化，最終出現關節退變。

膝關節畸形

X 線下可見的膝關節改變，由單純關節間隙狹窄或單純骨贅增生，關節間隙狹窄伴骨贅增生但脛股角正常，直到具有上述改變並因關節間隙的不對稱改變或嚴重骨磨損造成的脛股角改變或關節半脫位。臨床統計顯示，近 90% 因膝關節不適就診的老年人膝關節都有程度不等的 X 線改變。

緩解中老年膝關節疼痛的方法

藥物緩解

緩解膝關節疼痛的藥物有布洛芬、泰諾、萘普生、阿士匹靈。這些藥物的作用是抗炎和消腫，但是用藥前請遵醫囑。

冰敷緩解

當膝關節腫脹疼痛時，可以用冰袋冰敷 10 分鐘（注意冰袋下墊毛巾以防止凍傷皮膚），將患肢抬高可加速腫脹處組織液的回流。

外用止痛藥

比如 Icy Hot，訓練前、訓練後以及睡前都可使用。

訓練前拉伸膝關節及其周圍肌肉

訓練中注意膝關節的活動範圍不要太大，拉伸膝關節及其周圍肌肉的方法見第五章第四節的「膝關節伸直訓練」與「膝關節屈曲訓練」。

睡前洗熱水澡，或者泡溫泉

洗熱水澡和泡溫泉都有利於緩解膝關節疼痛感。但是，急性外傷性膝關節痛者不宜使用熱水，應該冰敷。

中老年膝關節特殊訓練

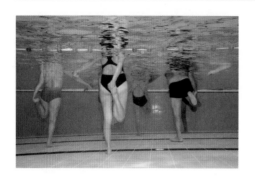

美國約翰霍普金斯大學關節炎中心的 Steffany Haaz 教授說：「訓練對每個人健康都有益，而科學的訓練對關節炎患者更重要，當關節得不到訓練時，關節炎症狀會進一步加深，比如由於疼痛引起的關節活動範圍受限，甚至喪失一部分關節功能。」

然而關節炎患者或者關節退化的中老年人的訓練決不像在健身房裏訓練那樣簡單，那些登山機、橢圓機、跑步機和力量器械或許已經不適應關節炎患者或中老年人。如果你是一名 30 多歲的健康者，你大可在健身房裏揮汗如雨，但是若你是關節炎患者或中老年人，很多訓練受限，必須在不增加疼痛和避免受傷風險的情況下訓練。

關節炎患者仍然需要三種主動訓練和一種被動訓練。

主動訓練包括：

（1）有氧耐力訓練（心血管訓練），保持血管通暢和增加心臟功能。

（2）肌肉訓練，保持骨骼硬度並減少關節壓力。

（3）關節靈活性與柔韌性訓練，避免摔倒並增加關節活動範圍。

這裏講的被動訓練指專門的膝關節及其周圍組織的被動伸展和按摩，其目的在於增加膝關節活動範圍，增加膝關節周圍組織血液循環，加快以上三種主動訓練後的恢復時間。

適合關節炎患者或中老年人的有氧耐力訓練有健步走、踏單車和熱水泳，同時中老年人要避免有跳躍和踏跳類的高衝擊運動。如果你健步走時膝關節仍有疼痛，可以用踏單車替代，因為踏單車延伸了膝關節角度，使膝關節不至於過屈或過伸，同時腳掌沒有和地面的直接衝擊，所以騎單車時膝關節受力更小，膝關節疼痛也會明顯減輕。

如果踏單車時膝關節仍然疼痛，則需要用熱水泳代替踏單車。關節炎患者千萬不要在冷水或自然水域中游泳，冰冷的水會加重關節疼痛並使炎症加重。

力量訓練對膝關節炎患者仍然重要，疼痛關節周圍的肌肉得到加強後，會幫助膝關節承擔更多的體重，從而減輕膝關節的疼痛。但是力量訓練時出現膝關節疼痛，此時該項目必須放棄，而選取其他訓練項目代替。由於每個人膝關節炎的發炎位置不同，每個人對膝關節不同角度受力後的疼痛反應差異很大，所以需要健身康復師挑選適合關節炎患者的個體化訓練項目。

來自於新西蘭的研究表明，對老年膝關節炎患者的 16 周專項力量訓練，其中有 43% 的老年人，膝關節疼痛減少，肌肉力量增加，膝關節靈活性有所提高。膝關節專項力量訓練也減少了摔倒的機率。同時對 80 歲及 80 歲以上受測者的專項力量和平衡訓練將減少 40% 摔倒機率。

訓 練 方 法

1 水中擺腿訓練

訓練目的

　　利用水中阻力均勻的特點進行肌肉力量和關節強度訓練，減少陸地負重訓練對膝關節帶來的剛性壓力。

> **➲ 動作詳解**
>
> 　　在熱水泳池或溫泉中訓練，以避免患病關節受到冷水刺激。水池中水的高度要高過腰部，單手扶住水池邊緣，臨近池邊的一條腿踩穩池底，另一條腿在水中向外打開完成側擺腿；也可以雙手趴在池邊完成後擺腿；單手扶住池邊完成前踢腿。
>
> **➲ 訓練組次數**
>
> 　　訓練 3 ～ 5 組，每組 20 ～ 30 次。

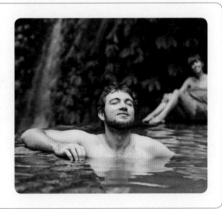

2 求婚式拉伸

訓練目的

　　拉伸膝關節前側，同時可以保護腰椎。

> **➲ 動作詳解**
>
> 　　單膝跪倒在軟墊上，手扶固定物，就像求婚時那樣，保持身體正直。另一條腿向前伸，感到前伸的腿後側以及跪倒的腿前側有明顯拉伸感。保持動作 30 秒，然後換另一側。
>
> **➲ 訓練組次數**
>
> 　　訓練 2 ～ 4 組，每組 6 ～ 10 次。

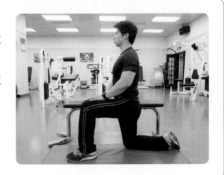

3 | 坐姿腿屈伸 + 椅子拉伸

訓練目的

增加膝關節伸展範圍。

➲ 動作詳解

訓練者由坐位膝關節屈曲位開始，先向前伸直膝關節以使小腿儘量與地面平行，保持1～3秒，再緩慢回歸坐姿位置，然後再進行下一次腿屈伸。當完成15～20次後，最後一次的伸直位使小腿後側搭在面前的空椅子上，股四頭肌用力收縮保持膝關節儘量伸直，也可用手輕輕向下按壓大腿近膝關節側，保持這一姿勢30秒，然後換另一條腿。

➲ 訓練組次數

3～4組，每側均訓練 15～20 次為 1 組。

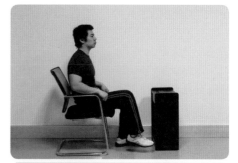

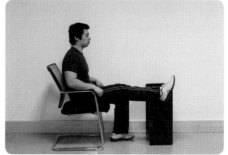

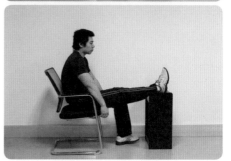

Tips

膝關節炎患者不宜進行負重訓練，以免加重炎症反應。

4 俯臥腿彎舉 + 被動彎舉

訓練目的

增加膝關節屈曲範圍。

⊃ 動作詳解

訓練者俯臥於瑜伽墊上，屈膝使小腿向後擺，盡可能接近臀部，頂峰時保持 1～3 秒，然後緩慢放下。每條腿完成 15～20 次，最後一次，可自己用手抓住腳踝完成一次被動拉伸（或者可由拍檔扳折小腿完成一次被動拉伸），到達極限位置時保持 30 秒。然後換另一條腿進行。整個過程中大腿前側應緊貼墊面。

⊃ 訓練組次數

3～4 組，每條腿均完成 15～20 次為 1 組。

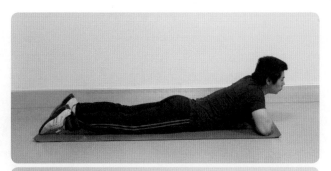

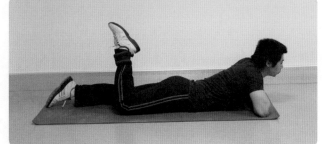

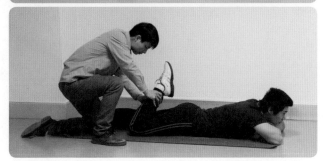

5 腿舉器訓練

訓練目的

膝關節有炎症者不適宜做下蹲類動態訓練,大部分採用靠牆靜蹲訓練。但動態訓練也不是完全不可以做,而是需要借助腿舉器完成。由於腿舉器可以調整配重,同時可以任意調整膝關節角度,所以在訓練腿部股四頭肌和膕繩肌的同時,能夠很好地減少膝關節受力。

➲ 動作詳解

腿舉器調整適宜配重,將腳儘量向踏板上端蹬,使腿舉過程中膝關節角度儘量小,下踩的受力面儘量控制在腳跟側,這樣在腿舉很大重量時,膝關節受力會變小。向前蹬時呼氣,收腿時吸氣。

➲ 訓練組次數

4～6組,每組8～12次。

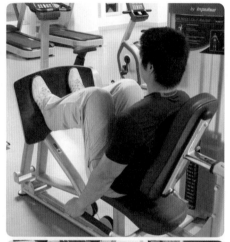

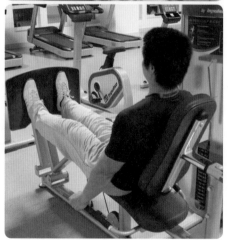

中老年人膝關節自助式訓練法

　　以下將介紹 6 種力所能及的訓練法，只適合沒有關節炎的中老年人，有助於 50 歲中老人膝關節保健。訓練者可以把這些訓練當做膝關節保健操，每周訓練 2 ～ 3 次即可起到對膝關節加固和功能訓練的效果。

　　前三種訓練法，在訓練時若出現膝痛加劇，請馬上終止訓練。

1 迷你靠牆蹲

訓練目的

　　減少膝關節角度的靠牆蹲，可以在鍛煉中老年人腿部肌肉的同時，進一步減少膝關節的受壓。

➲ **動作詳解**

　　背靠牆而站，離牆有 2 ～ 3 步的距離，抬頭挺胸使脊柱保持正直並使後背貼緊牆壁。然後下蹲，儘量下蹲到自己的極限（不建議達到大腿與地面平行的程度），以不產生膝關節疼痛為宜，保持 6 ～ 10 秒，然後站起再完成下一次動作。

➲ **訓練組次數**

　　每次訓練 2 ～ 4 組，每組 10 ～ 12 次。

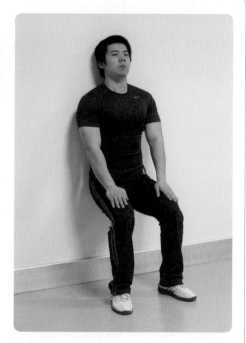

2 樓梯訓練

訓練目的

　　訓練人體在上坡或上樓時單腳支撐身體的能力以及單腳站立平衡性。該訓練可以有效避免中老年人在上樓梯時出現摔倒或「發軟蹄」情況發生。

> ➲ **動作詳解**
>
> 　　抬右腳踏上第一階台階，左腳懸空，保持 5 秒鐘，然後左腳踩地，再收回右腳成立正站位；再用右腳進行訓練。如果可以，訓練者可以一步直接踏上兩階台階以增強訓練效果。
>
> ➲ **訓練組次數**
>
> 　　每次訓練 2 ～ 4 組，每條腿均訓練 10 ～ 12 次為 1 組。

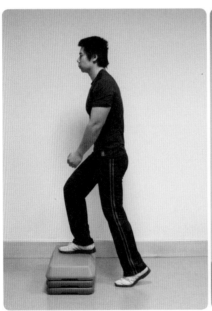 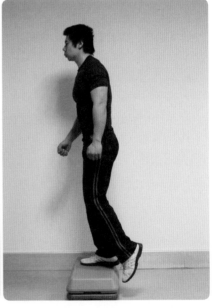

3 椅子蹲起

訓練目的

　　有效提高腿部肌肉力量，因為有椅子的保護作用，所以該動作更適合膝關節退化的中老年人。

➲ 動作詳解

　　找一張牢固椅子，站在椅子前一腳遠的位置，向後慢慢下坐，儘量保持臀部不觸碰椅面，堅持 3～5 秒，然後坐下；再站起身，重複動作。注意始終保持膝蓋不要超過腳尖，站起時呼氣，下蹲時吸氣，保持臀部不觸碰椅面的 3～5 秒時可以閉氣。

➲ 訓練組次數

　　2～4 組，每組 8～12 次。

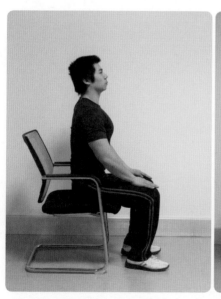
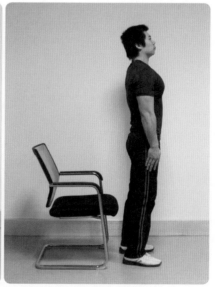

4　床面腿屈伸

訓練目的

　　墊面訓練平衡性更好，避免中老年人訓練時發生摔倒，該動作即使臥床的中老年人也可以採用。

> ➲ **動作詳解**
>
> 　　坐於床上或瑜伽墊上，兩條腿向前伸直，雙手撐住身體後側以保持平衡。右腿膝關節屈曲並使右腳向訓練者臀部側滑動，到達極限位置保持 6 秒鐘，然後向前伸直右腿回歸起始位置。再換左腿完成動作。
>
>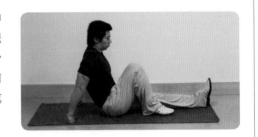
>
> ➲ **訓練組次數**
>
> 　　每次訓練 2 ～ 4 組，每條腿均訓練 10 ～ 12 次為 1 組。

5　仰臥屈膝擺腿

訓練目的

　　訓練中老年人的臀部肌群與大腿外側柔韌性。

> ➲ **動作詳解**
>
> 　　仰臥床上或瑜伽墊上，兩條腿屈膝，腳掌緊踏墊面，雙手放於身體兩側以保持平衡。雙膝併攏，雙腿向左側擺動使左腿左側面與墊面接觸，身體不要跟着一起轉動，要保持仰臥位。訓練者可以感到腰臀部有明顯拉伸感，保持這一姿勢 5 秒鐘再換另一側擺動。
>
>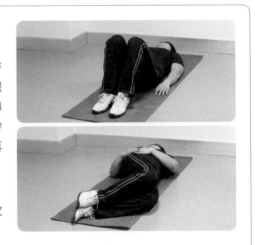
>
> ➲ **訓練組次數**
>
> 　　2 ～ 4 組，左右各訓練 10 ～ 12 次為 1 組。

6 髖部背伸

訓練目的

鍛煉股後肌群肌肉，同時拉伸股四頭肌和髂腰肌。

➲ 動作詳解

俯臥於床面或瑜伽墊上，雙手墊在下巴下面。雙腿分開，右腿慢慢向上抬起（包括膝關節和髖關節一起向上抬），到達極限位置，保持 3 ～ 5 秒鐘，完成 10 ～ 12 次；然後換另一條腿繼續完成動作。

➲ 訓練組次數

每次訓練 2 ～ 4 組，每條腿均訓練 10 ～ 12 次為 1 組。

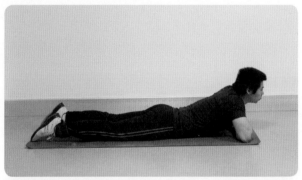

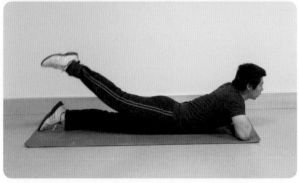

中老年人膝關節保健訓練計劃

訓練原則

（1）本訓練計劃站立動作不適合慢性關節炎患者使用。包括迷你靠牆蹲、樓梯訓練、椅子蹲起。

（2）適合慢性膝關節炎中老年患者訓練的內容包括：水中擺腿訓練、求婚式拉伸、坐姿腿屈伸＋椅子拉伸、俯臥腿彎舉＋被動彎舉、腿舉器訓練、床面腿屈伸、仰臥屈膝擺腿、髖部背伸。

（3）慢性關節炎患者在訓練前請遵醫囑。

（4）如果中老年人想進行水中擺腿訓練，請在溫泉中單獨進行；想進行腿舉器訓練，請在康復中心單獨進行。

（5）本計劃每周訓練 1～3 次，隔天進行。如果訓練者當天有外出活動，請停訓一次。

訓練計劃（只針對非膝關節炎人士）

訓練動作	訓練組數	每組要求
熱身（床面腿屈伸，仰臥屈膝擺腿，髖部背伸）	1 組	3～5 分鐘（三個動作任選或者都做）
樓梯訓練	2～4 組	每條腿均訓練 10～12 次
椅子蹲起	2～4 組	8～12 次
迷你靠牆蹲	2～4 組	10～12 次
床面腿屈伸	2～4 組	每條腿均訓 10～12 次
仰臥屈膝擺腿	2～4 組	每條腿均訓 10～12 次
髖部背伸	2～4 組	每條腿均訓 10～12 次

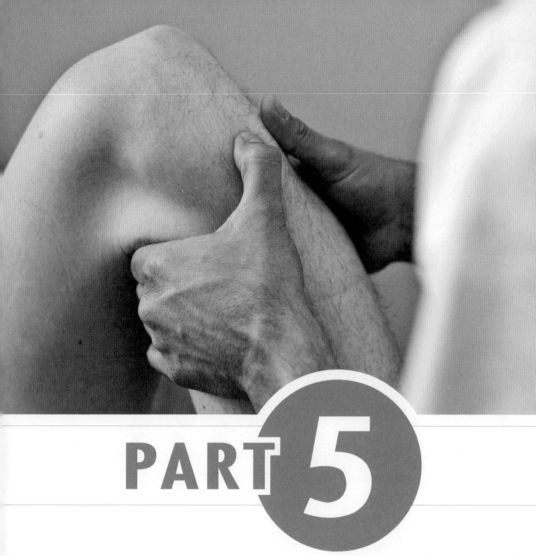

PART 5

膝關節手術前與手術後康復訓練

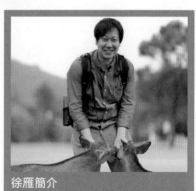

膝關節受傷後，患者要去運動醫學科診斷，如果是保守治療，待靜養 1 周後，可按本章膝關節手術後升級式康復訓練的步驟方法進行康復訓練。如果患者需要手術治療，可先按下文手術前預備訓練為手術做準備，待手術後按照膝關節手術後康復升級訓練系統進行康復訓練。其他問題，請遵醫囑。

徐雁簡介
　　北京大學第三醫院主任醫師（本書《終結膝痛》作者張付，2013 年膝關節手術的主刀醫師），副教授，臨床醫學博士，中華醫學會運動醫療分會青年委員。
　　主要研究方向為運動創傷的診斷及相關基礎研究，側重於運動創傷性傷病的治療，髖關節、膝關節運動創傷及微創治療。

Chapter 1 | **膝關節**
常見臨床手術與手術後康復建議

運動損傷要及時治療

由於工作原因，每年我在門診、病房、運動隊等地方接觸到的運動損傷患者近萬人，因而我深知運動損傷對於一個熱愛運動的人來講，無疑是一件非常令人沮喪的事情。它的出現或多或少會阻止你繼續順暢進行活動，甚至會暫時或永久地讓人失去生活中很重要的一部分——運動。

運動給人帶來的快樂和它對身體健康的重要性毋庸贅言。但是就像所有的事物都有兩面性一樣，運動損傷總會伴隨着運動而出現，這也是人們無法迴避的。從事運動醫學工作的第一天，老師就告訴我「運動醫學就是研究運動和缺乏運動對身體功能造成生理和病理性影響的醫學」，也就是說不要認為不運動就能徹底告別運動損傷。既然人們怎麼也躲不開運動損傷，那麼不如去徹底地接受和瞭解它，然後就會慢慢發現運動損傷沒有想像中的那麼可怕，它也有積極的方面。運動損傷的發生會教會人們很多東西，會提醒人們運動中動作不到位的地方，更積極地提升運動能力和運動水平。

應該說絕大多數的運動損傷都是可以徹底治療的，也像所有的疾患那樣越早發現、越早治療，效果就會越好。因為運動損傷多數都是軟組織損傷，可能在早期或者剛剛受傷時不會表現出像諸如骨折那樣嚴重的功能受限，所以導致很多人認為自己還能走路，關節還能動，這就不是什麼大問題，損傷自

己就能養好。認為運動損傷大不了休息一段時間就會完全康復了，也就懶得去醫院，或者最多去醫院照張片子，看一下沒有骨折就覺得萬事大吉、高枕無憂，1個月後就又興高采烈地重返球場了。事實上，我在門診遇到的患者中，只有很少的一部分是首次損傷就來就診的。追問他們的病史時，才會發現那次始作俑者的創傷發生在數周、數月、數年，甚至數十年前，因為患者的忽視，令早期可以完全治癒的損傷變得不再那麼簡單了。

例如，膝關節的前交叉韌帶斷裂是運動損傷中非常常見的一種損傷。近年來這個名稱也伴隨着很多著名運動員的名字一起出現在媒體的報道中。NBA現役全明星球員凱勒‧洛瑞、德里克‧羅斯，曾經的英格蘭足球天才少年邁克爾‧詹姆斯‧歐文，高爾夫球界的傳奇泰格‧伍茲都曾因為前交叉韌帶斷裂而經歷了手術。當有些女患者得知她們的前交叉韌帶斷裂時，甚至會擔心得落下淚來。前交叉韌帶的斷裂往往都發生在一次明顯的膝關節運動扭傷中，同時伴有關節腫脹、疼痛、活動受限，導致受傷的即刻就不能繼續運動了。這種腫脹、疼痛和活動受限經過幾周的休息，往往可以自行消散，在之後的日常生活中和一些簡單的活動中甚至感覺不到任何異常。因而很多的患者就被這種感覺誤導了，認為自己完全康復了，從而迫不及待地再次繼續傷前的運動。然而隨之而

來的要麼是再次的、頻繁的損傷，要麼是關節逐漸出現了韌帶斷裂後繼發的半月板和軟骨的損傷，以至於不能順利地運動了。

有時我會跟這些患者做這樣的比喻：前交叉韌帶就好像房子的大樑，當它斷裂後，房子當時並不一定會倒塌。但是缺少了大樑的支撐力，房子的重量就需要那些輔樑來承擔了，因而房子也處在一種不穩定的、微微的晃動之中。如果再次發生重大的衝擊，房子就會倒塌。所幸就算沒有再受到衝擊，在常年的晃動中，輔樑、門框、窗戶等就都慢慢地晃散了，房子的倒塌在所難免。如果在房子的大樑剛斷時，只要接上大樑就行了，而年久失修後的房子再復原就會變得很棘手。

一些在十幾歲時前交叉韌帶就已經斷裂的患者，當他們三四十歲前來就診時，整個關節的半月板、軟骨組織幾乎被磨光了，關節長滿了骨刺。他們的關節甚至比六七十歲的老年人的關節退變還要嚴重，此時的治療效果也就可想而知了。事實上，從臨床統計中發現，當前交叉韌帶斷裂發生 1 年以上時，繼發的關節軟骨和半月板的損傷就幾乎在所難免了。新傷變成老傷，小傷發展成大傷，能治療的傷貽誤成不能治療的傷，這種病例在門診比比皆是。所以對於熱愛運動的朋友們，如果發生了運動損傷，不要沮喪但更不要忽視，請關注自己的身體，及時到專業的運動損傷專科就診，從而使運動損傷得到正確的診斷和治療。

膝關節常見臨床手術

當診斷出運動損傷時，絕大多數情況下，只要通過調整不良的運動姿勢和習慣，或者增加局部的肌肉練習就可以治癒了。但是如果確實出現了一些解剖學上的損傷和撕裂，有時候要想徹底恢復機能就需要進行手術。由於手術本身也會帶來創傷，所以不必要的手術是不會有人希望實施的。當確實需要實施手術進行修復時，不要對手術過分地排斥和抵觸，通過暸解一些基本的手術過程和原理，你會發現手術其實並沒那麼恐怖。

還是以前交叉韌帶斷裂為例，當前交叉韌帶斷裂後，由於它特殊的解剖特點，自行癒合的機率很低，即便對殘端進行縫合，一般也不會癒合。因此多數情況下想要恢復韌帶的連續性就需要重新做一根韌帶，穿到骨頭上恢復關節的穩定性，臨床上稱作「前交叉韌帶重建術」。重建韌帶的材料有很多選擇，但用得最多的也是最可靠的，還是自體的肌腱組織。最常使用的膕繩肌腱就是人體大腿後方的兩根肌腱，實施手術的時候，通過一個 2～3 厘米的傷口，把它用取腱器取出來，然後編織成韌帶的樣子再放到關節裏面重建斷裂的前交叉韌帶。

人體奇妙的地方就是，取掉的這兩根肌腱還會在原來的位置再生，就好像壁虎的尾巴那樣。雖然再生的肌腱沒有原來的強大，但還是可以基本提供之前肌肉的功能。而移植進關節裏面的肌腱，也會在人體慢慢改建過程中變成真正的韌帶，重新發揮前交叉韌帶對關節的穩定功能。

那麼，移植的韌帶可以用幾年？會不會慢慢又失效了，變鬆了？固定韌帶的釘子會不會慢慢鬆動，固定不住？——人不是機器，而是身體。韌帶重建手術的原理並不是用肌腱來替代韌帶，而是在韌帶原來的地方移植進一個有機的支架，人體會在這個支架

上經過改建、塑性，從而重新生長出一個韌帶。這個韌帶是生長在骨頭上的活的韌帶組織，會不斷繼續生長和新陳代謝，是不會慢慢磨損和消耗掉的。固定的釘子等也只是暫時地提供固定功能，後期就不依靠它們了，也就無從談起失效的問題了。

我有個小患者，11 歲的時候韌帶斷了，我給他做了前交叉韌帶重建手術。1 年後他來複查，身高長了將近 20 厘米，而重建的韌帶非常結實，它也隨着身體的成長而相應地生長了。膝關節所有韌帶重建的手術基本都是這個原理，而由於微創外科技術的發展，這些手術都可以在關節鏡下完成。傷口就是幾個「小眼兒」和一個 2～3 厘米的取腱口，即便是對於愛美的人士來說也是容易接受的。當然微創手術更重要的好處還是對整個關節造成的創傷很小，功能影響小，恢復起來也比較快。

手術後康復建議

如果身體上長了個瘤子，把瘤子成功切除，應該說手術治療基本成功了。但是對於運動損傷來講，手術成功地實施只能算是治療成功的三分之一，要想徹底重返傷前的運動水平，手術後系統科學的康復治療與康復訓練還要佔三分之一。手術只能恢復解剖上的部分結構，提供功能恢復的基礎，但要儘快達到功能的恢復還需要肌肉力量、協調性、反應性、本體感覺等的訓練（第五章提供了膝關節手術前與手術後豐富而科學的肌肉力量、協調性、反應性、本體感覺訓練升級系統）。在肌肉力量不足，或者協調性不

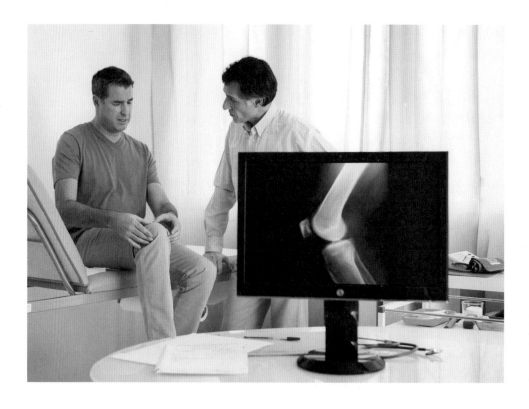

佳等情況下貿然重返賽場，結果就可能造成新的損傷和關節肢體的不良反應，更別提重返以前的運動水平了。對於關節手術來講，手術後康復中最重要的兩點：一個是關節活動度，一個是肌肉力量。在一定程度上來講，關節的活動度或者說靈活性要比穩定性更重要，因此手術後前期應該在條件允許的情況下儘快恢復關節的活動度。這個過程中有時會伴隨着疼痛，也是大家經常「談虎色變」的地方，但事實上如果掌握基本原則和科學的方法，多數情況下是可以輕鬆達到效果的。不能用力過猛也不能過激，保持康復訓練進度，循序漸進地進行就好。後期的康復肌肉力量的鍛煉是重中之重，它也直接決定着恢復運動能力的快慢。而肌肉力量的練習很多時候可能有些枯燥，相比膝關節活動

來講也許更不容易堅持。一旦發現肌肉鍛煉之後帶來的身體和身心的變化和狀態的提升，人們就有可能真正熱愛上它，也會更好地投入進去，讓效果更加迅速地顯露出來。總之，膝關節活動和膝關節康復專項肌肉力量訓練是手術後康復的兩大重點，也是兩大難點，它們也會互相影響，互相促進，相輔相成。

運動損傷治療的最終成功，還有三分之一取決於每個人自身。身體素質、心理素質、性格、身體修復能力等因素，每個人都不盡相同，它依靠於個人每天的積累，是無法速成的。因此即使會突然面對運動損傷或者任何其他的挫折和困難，人們只要保持積極的心態、寬容的心境、樂觀的態度，就可能已經把握住了成功的三分之一。

Chapter 2 | 膝關節手術前 預備訓練

膝關節受傷後的應對原則

遵醫囑，減少患肢負重

受傷後患肢儘量減少負重。手術後當天增加睡眠，睡眠會為傷口恢復贏得時間。在康復訓練沒有使患肢達到單獨承擔體重前，儘量拄拐杖輔助承擔體重。

整潔的居室

人們需要一個整潔的居室，包括臥室、客廳、廚房和廁所。凌亂擺放的器物或許把人絆倒，尤其在拄拐或兩條腿力量不平衡時。

在合理的範圍內進行康復訓練

本書的康復訓練內容將有效加速你的膝關節康復速度。如果不是嚴重膝關節傷，手術後當天即可進行康復訓練，所有訓練均為升級訓練系統，先找到自己屬哪一級，然後循序漸進進行升級訓練。如果傷勢經醫院檢查後只需保守治療和靜養，一般可按照手術後第一天康復訓練內容練起，循序漸進升級，直到恢復膝關節功能。

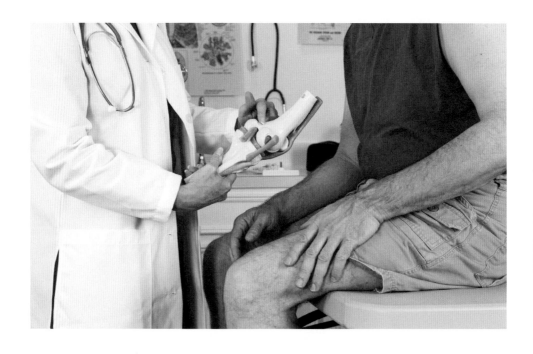

保持積極心態，關注心理健康

膝關節受傷後，將遇到很多問題，比如止痛藥效果不佳，拄拐行走使你手臂痠痛，睡眠不好……此時會變得很煩躁。不要把這些煩躁發洩給家人和朋友，要以積極心態面對康復過程，真心讚美家人和朋友對你的幫助，並積極尋找方法克服困難。良好的心理狀態也將加速傷病康復。

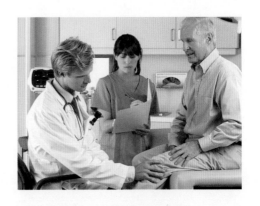

注意康復期的危險信號

注意康復期的危險信號，這樣可以把小問題控制住，以免造成不必要的大麻煩。比如手術後注意測量體溫，由於手術後抵抗力降低，要防止感染而發熱。注意觀察傷處，有出血、過度腫脹、僵硬、持續疼痛等情況，隨時聯繫醫生。在進行康復訓練時，如果出現關節明顯疼痛或嚴重不適，請立即放棄該訓練，選擇訓練升級系統中較低一級的訓練內容。將造成疼痛的訓練推遲 1 ～ 2 周再進行。

健康飲食，控制體重

受傷後很多人都傾向於胡吃海塞的惡補，這樣會使人的體重增加。待恢復走路時，膝關節將承擔更大負荷，這些多餘的體重會延緩膝關節康復速度。注意補充蛋白質、維他命和礦物質即可。

知識至關重要，量力而為

受傷後的康復訓練將是漫長的階梯過程，切不可按照自己的臆想突然增加強度。最好按照本書的升級訓練系統進行訓練，胡亂的幾個孤立動作訓練可能適得其反。

為手術後的養傷期準備時間

好的養傷心態還在於利用好時間。漫長的養傷期是一段優質的時間，可以閱讀那些曾經一直想閱讀的書；可以總結前面工作的得失，制訂傷好後未來的計劃；可以看電影、上網、做手工……當然，不要忘記進行康復訓練。本書介紹的康復訓練，將讓人在相對短的時間內達到最優質的機能康復效果，並有效減少相關外傷的復發。總之，不要讓孤獨佔據人的心，要時時保持對生活的熱情，這將有利於傷勢的恢復。

不要羞於尋求幫助

受傷後的康復期，不要羞於尋求幫助。比如讓人幫拿高處的物品，把座位讓給你等。千萬不要逞能，降低二次受傷的風險是最重要的。

肌肉力量準備

　　膝關節受傷後，如不及時進行功能性訓練，腿部肌肉萎縮會使膝關節穩定性進一步降低，走路時不穩，給運動能力和生活帶來諸多不便。受傷患肢的肌肉萎縮會使受傷腿的肌肉力量明顯下降，也會對手術後膝關節的功能恢復產生不利影響。手術前的膝關節功能性訓練能有效提高膝關節周圍肌肉的力量和關節穩定性，防止術前發生肌肉萎縮，提高術前日常生活的運動能力，並為手術後盡快恢復工作和生活創造有利條件。請務必重視膝關節術前功能性訓練。

> **Tips**
>
> 　　以下訓練 1～3 均為中國運動損傷權威機構北京大學第三醫院運動醫學科推薦的訓練方法，相對安全，效果明顯。

1 踝泵訓練

訓練目的

　　增加膝關節周圍血液循環，使更多富含養分的血液流進受損組織，同時帶走炎性物質和代謝產物，促進傷痛處恢復。

> ➲ **動作詳解**
>
> 　　仰躺於床面，膝關節帶支具成伸直位，腳掌向床面踩，使踝關節跖屈，到達極限；然後緩慢向上勾腳尖到達極限，完成足背屈。
>
> ➲ **訓練組次數**
>
> 　　每天進行，每次訓練 5～10 分鐘。

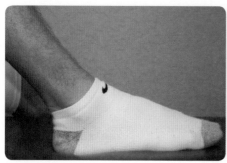 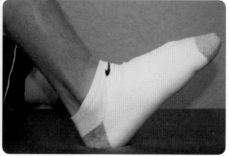

2 股四頭肌收縮與放鬆訓練

訓練目的

防止股四頭肌萎縮，增加膝關節穩定性。

> **⊃ 動作詳解**
>
> 仰臥或平坐於床上，雙腿自然伸直，反覆進行雙下肢收縮及放鬆，當股四頭肌收縮時可以明顯感覺到大腿前側繃緊，對於股四頭肌發達者可明顯看到大腿前側維度增加。在不增加膝關節疼痛感的前提下，收縮維持 5 秒，再放鬆 2 秒。
>
> **⊃ 訓練組次數**
>
> 每天訓練 2～3 次，每次訓練 2～3 分鐘。

3 仰臥直抬腿訓練

訓練目的

仰臥位提高股四頭肌力量的訓練，動作安全，不會造成膝關節額外受傷，在手術前後均可採用。

> **⊃ 動作詳解**
>
> 股四頭肌繃緊保持膝關節繃直，直腿抬離床面 15 厘米或抬高 15 度，保持住直到無力維持為止，然後緩慢放下，休息片刻，再進行下一次訓練。
>
> **⊃ 訓練組次數**
>
> 每天 2～3 組，每組 20～30 次，組間休息 30 秒。

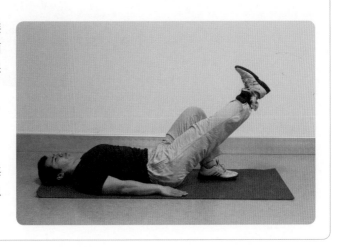

4 靠牆靜蹲

訓練目的

其因為採用了靜止不動的鍛煉方式，不增加關節損傷，一般不引起疼痛，所以既有效又容易堅持。另外，該鍛煉方式不受環境和輔助器材限制，既可以作為膝關節術前股四頭肌功能性訓練，也可以作為手術後增強股四頭肌力量和膝關節穩定性訓練，同時可以作為中老年人預防膝關節老化的功能性訓練。除此之外，平時運動不多的朋友也可以用來提高肌肉力量和膝關節穩定度。

➲ 動作詳解

背靠牆，雙足分開，與肩同寬，逐漸向前伸，和身體重心之間形成一定距離，40～50厘米。此時身體就同時已經呈現出下蹲的姿勢，使小腿長軸與地面垂直。大腿和小腿之間的夾角不要小於90度。因為蹲得太深，會明顯增加髕軟骨的壓力，且對大腿肌肉力量不會產生強烈的鍛煉效果。膝關節受傷者無論手術前後一般都會有一個疼痛角度，比如蹲到30度時疼痛，可以繼續向下蹲到60度以避開疼痛角度，反之亦然。

➲ 訓練組次數

一般每次蹲到無法堅持為一次結束，休息1～2分鐘，然後重複進行。一般持續30分鐘為1次訓練，每天訓練1～3次。

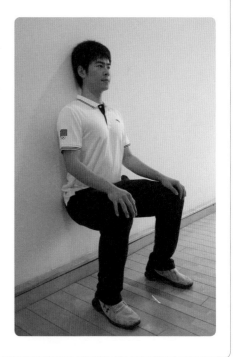

為手術後單腿生活做準備

膝關節手術後，患肢在一定時期內無法着地，需要用好腿和雙拐進行日常生活。比如患肢不着地時的站立，小便、大便、狹窄空間移動、床上移動等。下文將根據手術後患肢不能着地的特點，總結一些手術後雙拐期正常生活的經驗。其中很多技巧可以通過術前的特殊訓練進行加強。

男士的大便和女士的小便都可以借助馬桶直接完成。但需以患者好腿的力量和平衡能力為前提，否則就要用便盆躺在床上大便，這也是一個痛苦的過程，而且難以排便，更多情況下要在護士或親人幫助下插開塞露來輔助排便。

> **Tips**
>
> 平時如果無法完成單腿深蹲 8 次以上，即使雙手扶住把桿也要護士或家人攙扶完成馬桶下蹲，以免發生意外。

1 扶物單腿深蹲

訓練目的

增加單腿的肌肉力量和平衡能力，為手術後自如地拄拐單腿站立、移動、下蹲坐下和大小便創造條件。

➲ **動作詳解**

以右腿下蹲為例模擬左腿膝關節受傷的情況。左手扶住固定物（牆面或牢固的桌子等），右腿下蹲；左腿前伸使左腳不觸及地面，下蹲至右腿大腿儘量與地面平行，保持右膝蓋不超過腳尖；身體儘量向後坐（就像馬步一樣），利用左手扶住固定物保持身體平衡。下蹲時吸氣，站起時呼氣。左腳始終不觸及地面。

➲ **訓練組次數**

每次訓練 3～4 組，每組訓練 8～12 次。

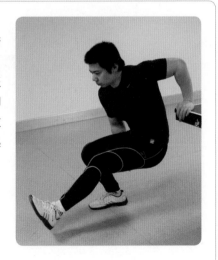

2 單腿深蹲

訓練目的

扶物單腿深蹲的升級版，對腿部肌肉力量和單腿平衡能力要求很高。

➲ 動作詳解

以左腿下蹲為例，模擬右腿膝關節受傷的情況。左腿下蹲，右腿前伸使右腳不觸及地面，同時兩手做前平舉以增加身體平衡性；下蹲至左腿大腿儘量與地面平行，保持左膝蓋不超過腳尖，身體儘量向後坐（就像馬步一樣）。站起時，前平舉狀的雙臂自然放於身體兩側。下蹲時吸氣，站起時呼氣。右腳始終不觸及地面。

➲ 訓練組次數

每次訓練 3～4 組，每組訓練 8～12 次。

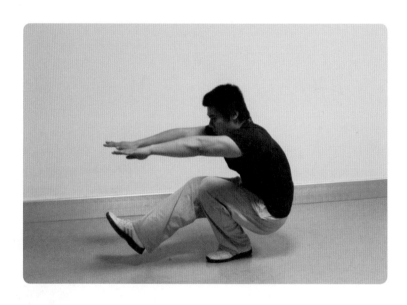

手術後狹窄空間的移動

 單腳街舞式側滑步

訓練目的

當患肢不能觸地,又需要在狹窄空間移動身體時,可以用另外一隻腳在地面單腳滑步進行移動。

➲ 動作詳解

在手術前,用健肢單腿支撐身體(圖片演示以左腳單腳着地為例),患肢懸空,可用一隻手扶牆增加平衡感。然後,以着地腳腳跟為軸向內扭轉腳尖以完成側移,再以着地腳腳尖為軸向內扭轉腳跟完成側移。向內側移後,再進行向外側移訓練。

當訓練到一定程度後,可以完成單腳任何方向的滑步。單腳滑步的啟動肌肉為腰腹肌肉,通過腰部的扭轉產生側移滑步的動力,雙手可以配合腰部的扭轉而擺動,以增加身體的平衡性。

手術後在移動時需利用雙拐輔助支撐,結合單腳滑步完成狹窄空間的移動和各種單腳轉身動作。

➲ 訓練組次數

每次訓練 2～3 組,左右各滑行 15 步為 1 組。

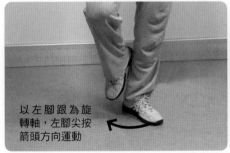

以左腳跟為旋轉軸,左腳尖按箭頭方向運動

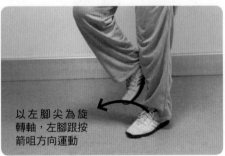

以左腳尖為旋轉軸,左腳跟按箭咀方向運動

Tips

單腳街舞式側滑步對腰腹肌肉刺激明顯,尤其是腹外斜肌和腹內斜肌,所以該訓練項目也可在痊癒後作為減少腰腹贅肉的訓練項目。

床上的移動

1 巴西柔術式三維墊面移動

訓練目的

　　手術後一段時間內，當需在床上進行各種仰臥後的移動時，可以利用這套移動方法輕鬆完成抬高患肢後的床上各種移動。

> ### ➡ 動作詳解
>
> 　　（1）仰臥倒向移動：抬起患肢仰臥於瑜伽墊上，利用兩側臀部和兩側肩胛骨為着點，然後腰腹左右發力，讓後背在墊面扭動爬行。方向是向頭上方移動，可以附加大臂在墊面的滾壓以增加摩擦力。
>
> 　　（2）仰臥正向移動：和仰臥倒向移動類似，只不過移動方向是向腳的方向移動。
>
> 　　（3）仰臥側向移動：利用臀部和肩胛的交替抬起向身體側面移動的墊面移動方法。移動時要配合雙腿和雙臂的左右擺動以增加身體仰臥位移動時的平衡感。
>
> ### ➡ 訓練組次數
>
> 　　每次訓練 2～3 組，仰臥倒向、正向、側向移動各移動 12～20 次為 1 組。

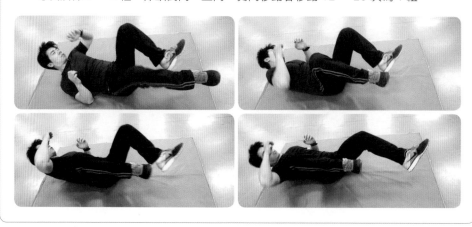

> ### Tips
>
> 　　以上訓練對腰腹肌力要求很高，術前訓練時會發覺腰腹肌肉有痠脹感。該訓練對腰腹肌肉刺激強烈，所以也可在痊癒後作為減少腰腹贅肉的訓練項目。

準備手術材料

患者如果做的是前交叉韌帶重建手術（利用膕繩肌腱或髕腱重建），術前等待期如果很長，患者則可以利用訓練增強自己的膕繩肌腱或髕腱，為重建手術準備更長、更富韌性的材料。

以下兩種訓練要求訓練時膝關節無疼痛和不適感，否則停止訓練。

1 膕繩肌收縮訓練

訓練目的

由於該訓練沒有膝關節角度變化，所以膝關節有傷痛者也可以訓練，既可緩解由於傷痛帶來的膕繩肌萎縮，又可適度增強膕繩肌腱。

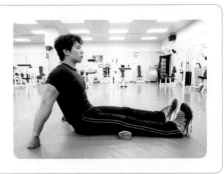

➲ 動作詳解

平躺或平坐於床上，用力用腿下壓床面，感覺大腿後側有繃緊感，維持 5 秒，然後放鬆 2 秒；依次反覆，完成 30 次為 1 組。可以在小腿下墊一塊摺疊好的毛巾以增加訓練效果。

➲ 訓練組次數

每次訓練 3 ～ 4 組。

2 髕腱的訓練

（1）股四頭肌收縮與放鬆訓練

（2）仰臥直抬腿訓練

（3）靠牆靜蹲

Tips

（1）（2）（3）訓練在上文中有詳細介紹。

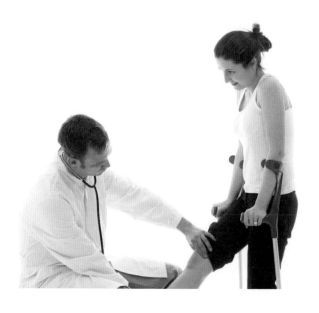

雙拐杖的使用

手術後的頭幾周要使用雙拐杖輔助行走。尤其手術後第二天，根據醫生的要求，有些患者就要拄拐下地進行行走練習。術前如果充分練習過拄雙拐行走，手術後會更加自如地在地面移動。那種拖着手術後的棉花腿才開始第一次使用雙拐杖的情況會令患者很被動，所以最好在手術前幾天學會使用雙拐支撐行走。

雙拐支撐行走

拐杖的選擇

拐杖的高度及中部把手與患者的身高、臂長相適宜，拐杖底端配橡膠裝置起防滑作用，拐杖的頂端用軟墊包裹以減少對腋窩的壓力。

拐杖高度調節到頂端軟墊略低於腋下位置。雙手握住把手，伸臂，利用肱三頭肌的發力將身體撐起。此時頂端軟墊應略低於腋窩或者輕貼腋窩，達到這種狀態表明把手高度的調節已經到位。

注意：不要出現頂端軟墊頂頂腋窩的情況。由於腋窩有腋神經和大量血管，如果在雙拐輔助行走過程中，拐杖頂端軟墊過度壓迫腋窩，會使手臂發麻，造成手臂失去對雙拐的控制，有摔倒風險。

拄雙拐平地行走

發力模式：拄拐行走是靠手臂向下按壓雙拐用手撐起身體向前行走，主要靠手臂向下壓產生的支持力支撐身體，而不是用腋窩支起身體的模式。上文講過，腋窩支撐模式有可能造成手臂發麻，有摔倒風險。

所以，上肢力量強的人，使用雙拐更自如。使用雙拐的輔助力量訓練是發展肱三頭肌。

提高手臂支撐能力的輔助力量訓練

1 │ 窄手距俯臥撐

訓練目的

　　提高拄雙拐時手臂的支撐能力。

⊃ 動作詳解

　　俯臥位，以手掌與腳尖支撐身體，兩手間距窄於肩寬，如果實力允許，可以兩手掌幾乎靠在一起，身體挺直與地面平行。兩臂屈曲，下降身體至胸部幾乎貼地，再上推使手臂伸直，這樣記作 1 次動作。下降身體時吸氣，上推身體時呼氣。

⊃ 訓練組次數

　　3～4 組，每組做 12～20 次。

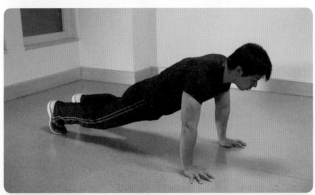

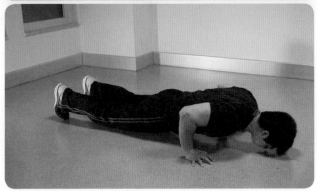

2 雙杠臂屈伸

訓練目的

　　進一步提高拄雙拐時手臂的支撐能力，是窄手距俯臥撐的升級版動作。由於上下雙杠對於膝關節有傷者不方便，所以膝關節傷重者不建議使用該動作訓練。

➲ **動作詳解**

　　找一架杠低且牢固的雙杠，兩手支撐身體上雙杠。兩臂儘量伸直，然後慢慢屈曲手肘，將身體下降至儘可能胸部低於雙杠的橫杠，然後肱三頭肌發力，伸臂，支撐起身體回歸起始位置。撐起身體時呼氣，下降身體時吸氣。

➲ **訓練組次數**

　　3～4 組，每組做 8～12 次。

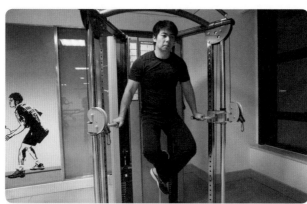

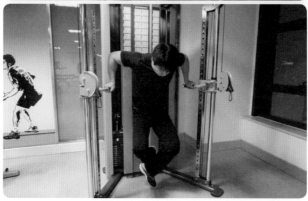

3 拄雙拐平地行走

訓練目的

　　手術後，患者拖着沉重的支具直接雙拐行走，會有一定受傷機率。所以，患者在手術前可以先掌握拄雙拐平地行走的技術動作，形成雙拐使用的神經肌肉動作模式，便於手術後更快進入拄拐行走訓練。

➲ **動作詳解**

　　（1）將雙拐同時移向身體前面適當的距離。

　　（2）向前邁出患側腿，腳跟先着地，然後整個腳掌着地。

　　（3）向前邁出健側腿，並超過患側腿適當距離。

　　（4）將雙拐移向健側腿前方。

➲ **訓練組次數**

　　2～3組，每組20步，手術前訓練10次以上。

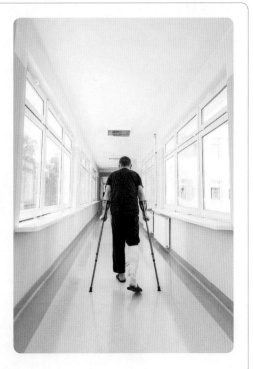

Tips

　　（1）在行走過程中，患者應將身體重量支撐在雙手上，而不是腋窩下。

　　（2）如果患側腿無法受力，需要雙拐結合健側腿行走，患肢始終懸空抬離地面。

4 拄雙拐上樓梯

訓練目的

　　患者在手術前掌握拄雙拐上樓梯的基本技術動作，形成雙拐使用的正確動作模式，便於手術後更安全完成拄雙拐上樓梯動作。

➲ 動作詳解

　　（1）拄雙拐站立於樓梯前，要求雙足距離第一步台階 20 ～ 30 厘米遠。

　　（2）邁出健側腿至上一台階，將身體重量放在手上，同時將雙拐及患側腿邁至第一台階，停留一會兒，使自己的身體保持平衡。

➲ 訓練組次數

　　2 ～ 3 組，每組 20 步，手術前訓練 10 次以上。

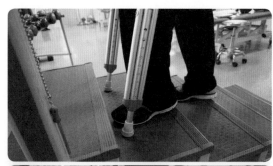

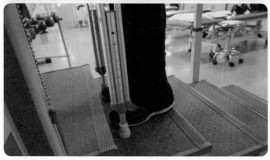

Tips

　　上樓梯時健側腿先上，患側腿後上，用健側腿腿部肌肉向心收縮牽引身體。

5 | 拄雙拐下樓梯

訓練目的

　　患者在手術前掌握拄雙拐下樓梯的基本技術動作，形成雙拐使用的正確動作模式，便於手術後更安全完成拄雙拐下樓梯動作。

⊃ 動作詳解

　　（1）將雙拐放於下一台階的前方中部，以保持自己身體平衡。

　　（2）邁患側腿至下一台階，再將健側腿邁至下一台階。

⊃ 訓練組次數

　　2～3組，每組20步，手術前訓練10次以上。

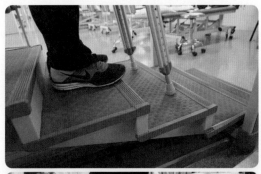

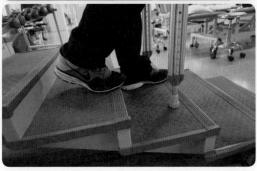

Tips

下樓梯要遵循患側腿先下的原則。

膝關節手術前準備期訓練計劃

隔天訓練組合

訓練原則

　　以下訓練，隔天進行，每周訓練 3 ～ 4 次，手術前 72 小時停止訓練。訓練時，按訓練動作順序依次進行。訓練動作，組間休息 30 ～ 90 秒。

訓練計劃

訓練動作	訓練組數	每組要求
單腿深蹲（或扶物單腿深蹲）	3 ～ 4 組	8 ～ 12 次
單腳街舞式側滑步	2 ～ 3 組	左右各滑行 15 步
患肢仰臥直抬腿訓練	3 ～ 4 組	20 ～ 30 次
巴西柔術式三維墊面移動	2 ～ 3 組	每個方向 12 ～ 20 次
窄手距俯臥撐（或雙杠臂屈伸）	3 ～ 4 組	12 ～ 20 次
雙拐使用訓練	2 ～ 3 組	大於 20 步
靠牆靜蹲	1 組	做至力竭

每天訓練組合

訓練原則

　　以下訓練可以每天進行，且在「隔天訓練組合」之後進行。

訓練計劃

訓練動作	訓練組數	每組要求
靠牆靜蹲	3 ～ 4 組	做至力竭
股四頭肌收縮與放鬆訓練	2 ～ 3 組	2 ～ 3 分鐘
膕繩肌收縮訓練	3 ～ 4 組	30 次
踝泵訓練	1 組	5 ～ 10 分鐘

為手術後生活準備工具

　　如果術前能抽出 1 ～ 2 個月進行上述訓練，那手術後所需的用具，如便盆、開塞露、高位坐便器，以及護士都可以完全不用，一切生活能自理。

　　如果沒有上述訓練，又不能完成健肢單腿深蹲，手術後前幾天的如廁需要高位坐便器以及護士攙扶完成。

　　此外還需準備雙拐、臉盆、毛巾、尿壺、輕便鞋子（最好是寬頭包腳防滑的運動鞋）。同時，你要有必勝的信心來迎接手術和手術後艱苦卓絕的康復過程。

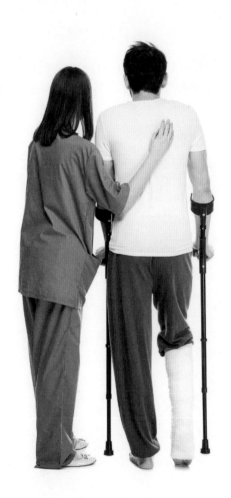

Chapter 3 | 膝關節手術後
第 1 周康復訓練

> **聲明**
>
> 　　膝關節手術後第 1 周所有訓練方法，需要在專業醫生和治療師的指導下進行。同時由於不同醫院的手術方式和臨床處理不同，訓練方法可能會有相應的不同，所以本節內容多作為手術後康復的參考。

　　膝關節手術後第 1 周為炎性反應期，此時膝關節水腫、疼痛，不能負擔體重或只能負擔少量重量，患者手術後第 1 周大部分時間處於臥床狀態。此時仍然要進行各種訓練，比如伸直訓練、肌肉訓練，以防止膝關節無法伸直造成跛腳、肌肉萎縮加重，甚至出現靜脈血栓。

手術後當天的康復訓練

麻醉藥的消除

　　一般膝關節關節鏡手術需要 6 小時麻醉。在麻醉藥消退之後，就要開始活動腳趾和踝關節，以促進血液循環和感知覺恢復。如果疼痛感在可承受範圍內，就以進行下面介紹的方法進行最基本的恢復訓練。但切記，不要試圖下地行走，每個人的麻醉時間不盡相同，自感腿部恢復知覺，但其肌肉受力和本體感覺能力尚未恢復，下地可能造成摔倒，引起二次傷害。所以手術後當天應在床上解決飲食與生活問題。

患肢的擺放

　　手術後患肢放於墊高位（比如在枕頭上墊高），使患肢在臥床時高於心臟位置，以促進血液循環。腳尖豎直向上，不要歪向一邊，膝關節後側膕窩處空出，以避免患肢成微屈狀態。

　　雖然微屈位的患肢最為舒服，但患肢關節微屈位會造成膝關節後側關節囊處於放鬆狀態，從而使患肢膝關節無法伸直，造成一腿長一腿短的情況。

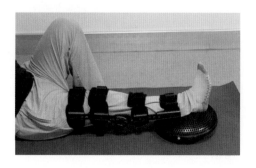

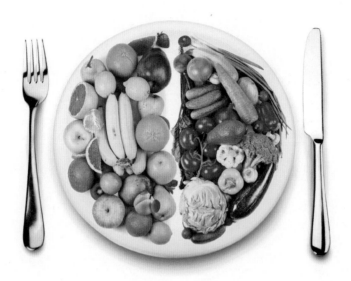

所以，切記，手術後第 1 周患肢膝關節儘量保持墊高伸直位。

手術後當天的生活

飲食

手術後當天進食要適量，不吃牛奶、雞蛋、肉類等高蛋白食物，一則避免腸胃脹氣，二則減少便秘的發生機率。手術後當天應吃水果、蔬菜，主食儘量吃粗糧，比如小米粥、粟米等。

大小便

小便

麻藥手術後，成功的一次小便是身體恢復各項機能的一個重要標誌。尤其腰部穿刺麻醉後，生殖器和尿道完全僵直沒有任何反應。成功排尿表明生殖器和泌尿系統恢復了一定的神經興奮性。

由於手術緣故，手術後當天很難完成站立排尿。但如果患者在手術前，經過一定的健肢單腿深蹲訓練，將給手術後解決大小便的問題帶來幫助。

單腿深蹲賦予了男性患者更強的單腿站立平衡能力，只要身體倚住床邊，健肢單腿站立即可完成站立小便。必要時請護士或親屬幫忙，以免發生意外。

如果健肢無法單腿站立，又不能床上仰臥排尿，就需要進行導尿管插管排尿，那將是個極痛苦的過程。

大便

首先，為了避免手術後當天大便，術前除了保證 12 小時內不進食、不飲水外，手術後也不要吃大量食物。控制好手術後飲食的好處在於手術後當天儘量不排便，待第二天麻藥完全消除後，就可以使用馬桶利用單腿深蹲技術進行大便了。

如果手術後當天需要大便，儘量使用便盆在床上進行或遵醫囑。

手術後當天膝關節伸直訓練

1 墊高伸直訓練

訓練目的

回歸正常狀態下膝關節伸直度，防止手術後出現膝關節無法伸直狀況，避免跛腳的情況發生。

➲ **動作詳解**

坐姿或仰臥位，在患肢腳踝下墊上枕頭等抬高物，使膝關節膕窩處懸空，利用腿部自身重力使膝關節被動伸直。

➲ **訓練組次數**

手術後當天即可訓練，每天訓練 2 次以上，每次 20 分鐘，如果膝關節伸直程度和好腿一致，一個月後可逐漸減少伸直訓練。

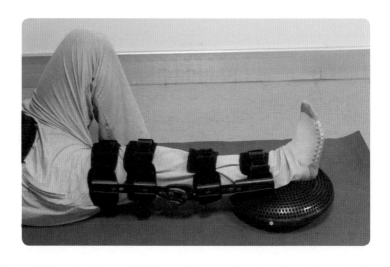

2 | 負重伸直訓練

訓練目的

該訓練為「墊高伸直訓練」加強版，主要針對術前膝關節就無法伸直的患者。

⮕ **動作詳解**

坐姿或仰臥位，在患肢腳踝下墊上枕頭等抬高物，使膝關節膕窩處懸空，在膝蓋上方大腿側及膝蓋下方脛骨側放上沙袋，以迫使膝關節達到伸直甚至超伸。

⮕ **訓練組次數**

手術後當天即可訓練，每天訓練 2 次以上，每次 20 分鐘。如果膝關節伸直程度和好腿一致，一個月後可逐漸減少伸直訓練。

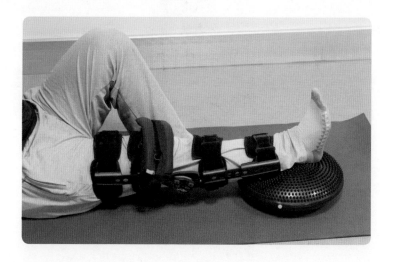

Tips

沙袋的擺放位置是膝關節以上大腿部位，如果直接把重物壓在膝關節上，會增大髕骨和股骨間壓力，長時間壓迫可能造成新的損傷。

手術後當天功能性訓練

1 踝泵訓練

訓練目的

通過踝部運動，可加速患肢的血液循環，消退腫脹，防止由於手術後臥床造成的患肢靜脈血栓。據研究，一次全程的踝泵運動可以把 3 升血液壓回軀幹。

➔ 動作詳解

仰躺於床面，膝關節帶支具成伸直位，腳掌向床面踩使踝關節蹠屈，到達極限；然後緩慢向上勾腳尖到達極限，完成足背屈。每次動作所需時間為 4 ～ 6 秒，踝關節蹠屈與足背屈時間相等。

➔ 訓練組次數

手術後第 1 個月，每天做 500 ～ 1000 次。

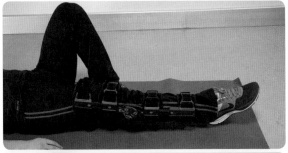

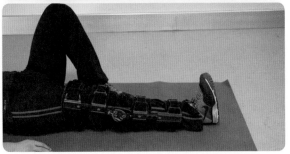

Tips

（1）手術後麻醉藥藥力減退後立即進行訓練。動作要求緩慢用力，在不引起明顯疼痛的範圍內最大限度活動、反覆連續進行。在不睡覺時至少每小時做 5 分鐘。

（2）為清楚拍攝訓練動作，本章示範以瑜伽墊為主要道具。

2 | 股四頭肌等長收縮訓練

訓練目的

　　防止股四頭肌萎縮，促進下肢血液循環，減少血栓發生機率。

➲ 動作詳解

　　平坐於床上，雙腿自然伸直，反覆進行雙下肢收縮及放鬆，當股四頭肌收縮時可以明顯感覺到大腿前側繃緊，對於股四頭肌發達者可明顯看到大腿前側維度增加。在不增加膝關節疼痛感的前提下，收縮維持 5 秒，再放鬆 2 秒。

➲ 訓練組次數

　　儘可能做到 500 ～ 1000 次。

3 | 膕繩肌等長收縮訓練

訓練目的

　　防止膕繩肌萎縮，促進下肢血液循環，減少血栓發生機率。

➲ 動作詳解

　　平躺於床面，用腳後跟和小腿向下用力壓床面；或者是腿下墊枕頭再用力壓床面，感覺大腿後側有收縮變硬感。下壓時始終保持腿伸直，否則膝關節彎曲可能會引起疼痛或造成損傷。在不增加膝關節疼痛感的前提下，收縮維持 5 秒，再放鬆 2 秒。

➲ 訓練組次數

　　儘可能做到 500 ～ 1000 次。

手術後當天訓練所需工具

墊高用沙袋（或其他墊高物），膝關節手術後支具（下文簡稱支具），伸直訓練用負重沙袋。

手術後當天康復訓練計劃

訓練動作	組數	每組要求
墊高伸直訓練（或負重伸直訓練）	2 組	20 分鐘
踝泵訓練	10～12 組	50～100 次
股四頭肌等長收縮訓練	5～10 組	10 分鐘
膕繩肌等長收縮訓練	5～10 組	10 分鐘

手術後 1 周內的康復訓練

手術後的生活

手術後的 24 小時，如果生命體徵穩定，疼痛在可忍受範圍內，可以在保護之下拄雙拐，手術後患肢的腳不着地行走。患肢對應的腳是否着地部分受力，每個人情況不一樣，需遵醫囑。尤其半月板縫合術的患者，其患肢腿着地需要在手術後 4～6 周以後。

大小便

男士小便可以單腿站立，手扶固定物完成。大便或女士小便需要坐馬桶，採用扶把桿或固定物的單腿深蹲技術完成蹲馬桶動作。如果在手術前練習過單腿深蹲或單腿硬拉，手術後大小便將更容易。

地面的移動

可以使用雙拐進行地面移動。下地行走之後，可能會有患肢充血和脹痛感覺，要加強踝泵訓練，來促進肢體遠端的血液回流以緩解症狀。患者不要因為患肢充血和疼痛幾天不下地，臥床休息時間過久，患肢充血、

脹痛的感覺反而越強烈，或有可能造成體位性低血壓發生。若醫生認為患肢情況允許，要適當嘗試下地和負重，若延誤，則可能增加併發症風險。

下地行走後若遇到狹窄空間，可以健肢側單腳街舞式側滑步移動完成。

床面的移動

採用巴西柔術式三維墊面移動。需注意，帶支具進行床面移動比空腿移動要難，支具本身有重量，而且患肢因為支具使膝關節始終處於伸直狀態，所以移動時要格外注意身體仰臥位平衡，且移動距離不宜過遠。

功能恢復訓練與力量訓練

第 1 周的功能性康復訓練除了要做踝泵訓練、股四頭肌等長收縮訓練和膕繩肌等長收縮外，以四個維度（前、後、內、外）的直抬腿訓練為主。其訓練可以增加下肢血液循環，防止血栓形成，同時可以加強四個維

度的肌肉力量，預防肌肉萎縮，對加固患肢膝關節有良好訓練作用。由於該系列訓練過程中膝關節始終伸直不動，也不負擔體重，所以該系列訓練相對安全。

直抬腿練習以克服腿的自身重量為主，但由於手術後第 1 周隨時佩戴支具，支具的重量將產生額外負荷，所以有一定訓練強度，而總體仍為耐力訓練，每組重複次數較多，一般抬起、放下 20 ～ 30 次算 1 組。

力量差者可以靜力性訓練，即抬腿後保持不動，儘量堅持更長的時間，然後休息

3 ～ 5 秒繼續做至力竭，5 ～ 10 次為 1 組，每天做 4 ～ 5 組。

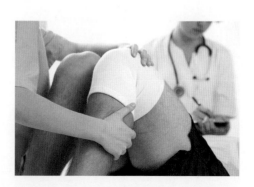

Tips

有髕骨骨折、髕腱斷裂、股四頭肌肌腱斷裂損傷者，向前的直抬腿不能早期訓練；內側副韌帶的斷裂早期不能練習內側直抬腿；外側副韌帶斷裂早期不能做外側直抬腿；股二頭肌的肌腱斷裂早期不能做後抬腿。有以上情況者，相應訓練需推後 2 ～ 4 周進行或遵醫囑。

功 能 恢 復 訓 練

1 踝泵訓練

每天 500 ～ 1000 次。（見 130 頁）

2 股四頭肌等長收縮訓練

每天 500 ～ 1000 次。（見 131 頁）

3 膕繩肌等長收縮訓練

每天 500 ～ 1000 次。（見 131 頁）

4 仰臥直抬腿訓練

訓練目的

仰臥位提高股四頭肌力量並防止股四頭肌萎縮的訓練方法，同時可促進血液循環，增加膝關節穩定性。其動作安全，不會造成膝關節再次受傷，在術前、手術後均可採用。

如果手術當天麻醉過後無明顯不適感，該訓練動作也可以嘗試進行。一般情況則從手術後第二天開始訓練。同時由於手術方式和傷情的不同，患者需根據自身情況選擇訓練方案。

⊃ 動作詳解

仰臥於床上，股四頭肌繃緊保持膝關節繃直，直腿抬離床面 15 厘米或抬高 15 度，保持住直到無力維持為止，然後緩慢放下，休息片刻，再進行下一次訓練，抬腿時呼氣，放下大腿時吸氣。

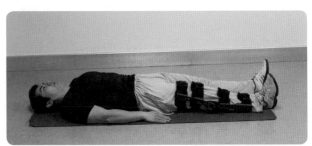

⊃ 訓練組次數

每天 3 ～ 4 組，每組 10 ～ 20 次，組間休息 30 秒。

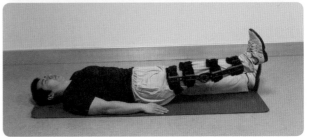

Tips

（1）手術後第一天的訓練不要求時間、組數和次數，目的是維持神經肌肉控制能力，防止功能退化。一般每隔一兩個小時就抬起一下，若抬腿時無疼痛感，可嘗試次數與組數組合訓練。

（2）採用膕繩肌肌腱（股薄肌、半腱肌的肌腱）重建前交叉韌帶的患者，或者使用異體肌腱及人工韌帶者，由於膝關節前側的損傷較小，疼痛不明顯，可以在手術後第二天開始進行仰臥直抬腿訓練。

（3）若患者採用髕腱重建前交叉韌帶，髕腱切口處會有劇烈疼痛感，需推遲到手術後第 2 周再嘗試直抬腿訓練，以免產生過度疼痛和增加炎症機會。

5 | 側臥側抬腿訓練

側臥內側直抬腿訓練

訓練目的

強化大腿內側肌肉力量，對膝關節產生加固作用。

⊃ **動作詳解**

以右腿側臥內側直抬腿為例。先向右邊側身躺下，左腿彎起，左腳踩在右腿膕窩後面床上，以支撐和保持身體穩定。伸直右腿，右腿膝關節內側向上抬起，使腳踝離開床面10厘米左右。調整呼吸，抬腿時呼氣，放腿時吸氣。

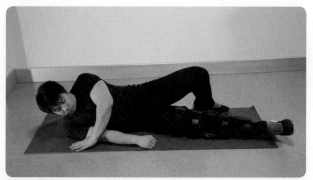

⊃ **訓練組次數**

每天訓練 1～2 次，每次訓練 2～3 組，每組 10～20 次，組間休息 30 秒。

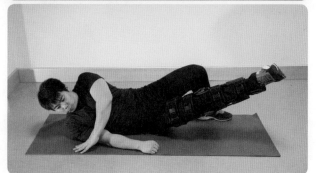

Tips

（1）採用膕繩肌肌腱（股薄肌、半腱肌肌腱）重建前交叉韌帶患者，由於取腱切口偏內側，可能在進行側臥內側直抬腿訓練時有明顯痛感，所以要推遲 2～3 天訓練。內側副韌帶有傷者，側臥內側直抬腿需要推遲 1 個月進行或遵醫囑。

（2）由於人的髖關節內收角度只有 20～30 度，過度抬高有可能使髖關節產生疼痛感。

側臥外側直抬腿訓練

訓練目的

強化大腿外側肌肉力量，對膝關節產生加固作用。

➲ **動作詳解**

以左腿側臥外側直抬腿為例。向左邊側躺，左腿伸直平放於床面，雙臂扶住床面以穩定身體。伸直雙腿，左腿在下、右腿在上，右腿向上抬起，讓兩腿分開，使兩腿分開兩三個腳的距離，即髖關節外展角度為 20 ～ 30 度，保持側抬腿動作 5 秒，然後再緩慢放下，再進行下一次動作。不宜抬腿過高，以免髖關節疼痛。

➲ **訓練組次數**

每天訓練 1 ～ 2 次，每次訓練 2 ～ 3 組，每組 10 ～ 20 次，組間休息 30 秒。

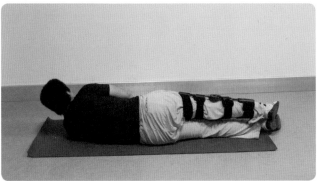

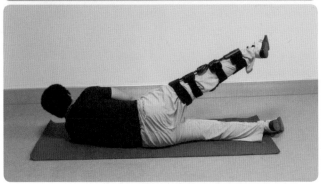

Tips

外側副韌帶有傷者，側臥外側直抬腿訓練需要推遲 1 個月進行或遵醫囑。

6 俯臥後抬腿訓練

訓練目的

強化膕繩肌力量，從後側加固膝關節。

➲ 動作詳解

俯臥於床上，向後抬腿，到腳尖離開床面 5 ～ 10 厘米的位置。如果想強化大腿後側膕繩肌，可以使膝關節稍微彎曲 30 度，一直保持這樣稍微彎腿的姿勢抬起。如果想通過該訓練同時強化臀部肌群，需要把腿在伸直狀態下抬起，完成直腿後抬腿動作。

➲ 訓練組次數

每天訓練 1 ～ 2 次，每次訓練 2 ～ 3 組，每組 10 ～ 20 次，組間休息 30 秒。

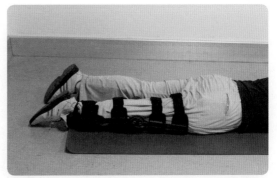

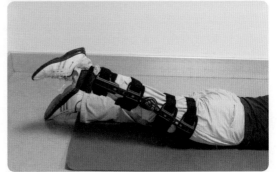

Tips

（1）採用膕繩肌肌腱（股薄肌、半腱肌肌腱）重建前交叉韌帶患者，重建手術取的是膕繩肌肌腱，在進行後側直抬腿時會產生疼痛感，有時也會產生腫脹、無力感。所以膕繩肌取腱者最好推遲 5 ～ 7 天進行俯臥後抬腿訓練。

（2）抬腿距離不要太高，抬得太高腰部豎脊肌會參與發力，減弱對膕繩肌的訓練，即弱化了對膝關節的加固作用。減少腰部發力的方法是腹部下墊軟枕頭，俯臥時使腰部成微彎狀態，訓練時腰部發力將減弱。

7 ｜ 坐姿直抬腿訓練

訓練目的

　　此訓練是「仰臥直抬腿訓練」的加強版，對恢復股四頭肌肌力和穩固膝關節的效果要好於仰臥直抬腿，但對患肢的肌力要求更高，若訓練中出現不適感，請把訓練改回仰臥直抬腿動作或遵醫囑。

➲ **動作詳解**

　　患者坐於床上，坐直上身，然後完成直抬腿動作。抬離床面 15 厘米或抬高 15 度，抬腿時呼氣，放下腿時吸氣。

➲ **訓練組次數**

　　每天 2 ～ 3 組，每組 10 ～ 20 次，組間休息 30 秒。

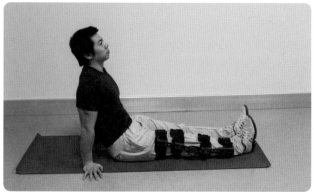

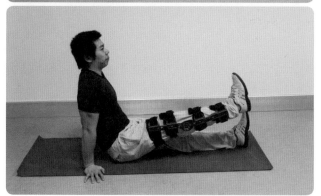

Tips

　　手術後 3 ～ 4 天，當力量有所提高時，可以根據自身情況把仰臥直抬腿訓練改為坐姿直抬腿訓練。

膝關節伸直訓練

關於伸直訓練的特別提示

（1）伸直訓練與下面將細述的屈曲訓練要間隔儘可能長的時間，比如上午進行伸直訓練，下午進行屈曲訓練。這樣可避免相互影響，同時減少關節炎症和腫痛的程度。

（2）伸直訓練的整個過程中，不要中途休息。因為攣縮組織剛被拉長，又馬上放鬆，會促使其回縮變短，訓練效果將大打折扣。同時還會因反覆牽拉和放鬆，增加炎症和腫痛的機會。所以要堅持 20～30 分鐘的連續伸直訓練，通過調整訓練負荷將訓練徹底完成。

（3）在膝關節伸直訓練過程中，需要大腿後側肌肉或者膝關節後側關節囊感到明顯牽拉感，甚至有輕微疼痛感。不要收縮肌肉對抗這種感覺，要放鬆肌肉，去適應這種感覺。如果需要牽拉的肌肉收縮對抗拉伸過程，將減弱伸直訓練的效果。

（4）伸直訓練中使用的沙袋負荷，重量不宜過大。以負荷放於大腿時身體不至於因疼痛產生收縮肌肉對抗為標準。訓練前 5～10 分鐘以沒有明顯痛感為宜，中間的 10 分鐘開始感到痛感並逐漸增加，持續到最後 5～10 分鐘，需要一定毅力才能完成伸直訓練為宜。

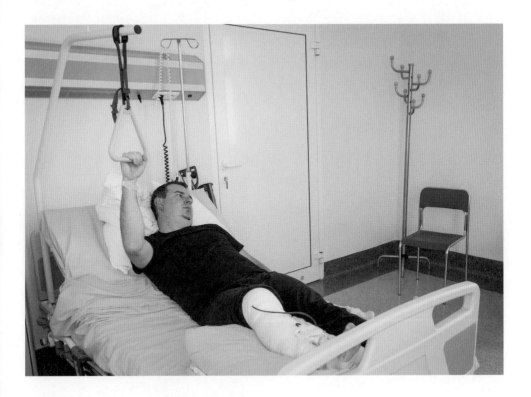

─訓─練─方─法─

1 墊高伸直訓練

每天 2 次，每次 20 ～ 30 分鐘。

2 負重墊高伸直訓練

手術前膝關節無法伸直者，可考慮負重墊高伸直訓練，每天 1 次，每次 20 分鐘。

膝關節屈曲訓練

一般在手術後第 3 ～ 7 天，由醫生或康復師根據手術和組織恢復情況決定進行第一次屈曲練習。本訓練從醫生允許開始進行的那一天起，每天進行 1 次訓練，每次訓練 20 ～ 40 分鐘。訓練後冰敷 20 分鐘以避免腫脹和出血，同時也起到鎮痛作用。

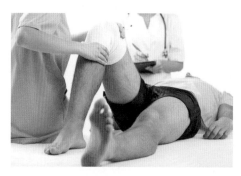

膝關節屈曲訓練流程

（1）解除支具

（2）屈膝至目標角度

（3）保持 10 分鐘

（4）佩戴支具

（5）冰敷 20 分鐘

膝關節屈曲度概念

膝關節屈曲度也叫膝關節角。膝關節的角度測量，是大腿的延長線和小腿之間的夾角。

以下是 2 個膝關節角的圖示。

圖 1 所示：$\angle \alpha \approx 60°$，圖 2 所示：$\angle \beta \approx 115°$。

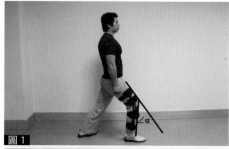

圖1

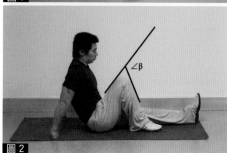

圖2

訓 練 方 法

1 預備動作 髕骨鬆動術

訓練目的

    髕骨俗稱「膝蓋骨」，位於膝關節正前方，是近圓形「籽骨」。由於髕骨活動度在很大程度上決定膝關節屈伸角度，且髕骨不能自如活動，膝關節角度會受髕骨活動幅度的限制和影響。此時可在膝關節屈伸訓練前進行髕骨鬆動術，能夠有利於膝關節彎曲過程中髕骨的滑動，從而增加屈曲訓練的效果，同時降低膝關節屈曲訓練的疼痛感和危險性。

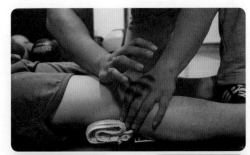

➲ **動作詳解**

    用手掌推住髕骨邊緣，分別向上、下、左、右四個方向緩慢用力推動髕骨，達到能推到的極限位置。每個方向推 5 ～ 10 次，推到最大活動幅度時保持 3 ～ 5 秒。

➲ **訓練組次數**

    每次訓練 5 ～ 10 分鐘。

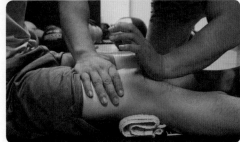

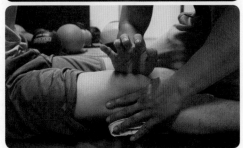

Tips

    用手指推住髕骨邊緣會造成皮膚肌肉或軟組織疼痛，同時手指的發力不如手掌效果好。

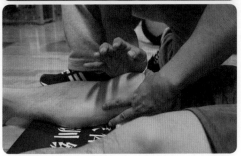

2 | 坐姿垂腿

訓練目的

此方法適用於 0～90 度內的屈曲練習。因為有健肢在下面保護，適用於傷病或者手術後早期的屈曲角度練習，或作為今後介紹的更大角度彎曲訓練之前的熱身練習。

➲ 動作詳解

卸下支具。坐於桌子或足夠高的床邊。健肢在患肢之下，用腳面向上勾住患肢腳踝後側，即用健肢向上托住患肢。患肢肌肉完全放鬆，把整條腿重量放於健肢上。然後，緩慢下放兩條腿，下放的過程中使用下面的健肢控制下放速度，下放越低，患肢膝關節屈曲角度相應越大。在感到明顯疼痛後停住保持不動，待 1～2 分鐘組織適應後，疼痛就可能減少或者消失，此時進一步進行下放練習，直到患肢完全垂於床邊為止。

➲ 訓練組次數

1 組，20～40 分鐘。

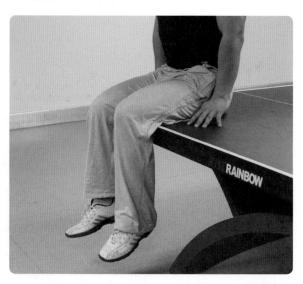

Tips

患肢必須完全放鬆。放鬆可以緩解疼痛，從而使屈曲訓練更容易順利進行下去。訓練後需冰敷。

膝關節屈曲訓練注意事項

膝關節屈曲角度練習中的誤區是過早過快完成屈曲進度。有些患者害怕關節黏連或着急恢復功能，會覺得越早練、越狠練，效果越好，覺得這樣加快了康復的進程。

實際上，急於求成的訓練有一定危害：

（1）手術後早期組織的炎症通常較明顯，過快、強度過大的練習會加重組織的細小損傷，加重炎症反應，反而不利於康復。

（2）過快的練習屈曲角度，有可能讓正在生長過程中的韌帶，受到過多過大的牽拉，造成韌帶鬆弛。本來下決心做韌帶重建手術就是要關節穩定，又把它拉鬆，手術的效果可能大打折扣。

所以一定要在手術醫生的建議之下，聽從康復醫生和治療師的建議，按照康復計劃的進程來進行各項練習，尤其是被動屈曲角度的練習，才能夠取得安全良好的效果。

同時患者又不能因害怕韌帶鬆弛就不敢練習屈曲角度。康復計劃中建議在 8～10 周內逐漸達到全範圍屈曲，就是因為 8～10 周是新建韌帶的生長階段。這個階段裏要隨着它的生長逐漸增加屈曲的角度，讓新韌帶的長度、張力和彈性適應受到的應力刺激。太快的練習只能讓韌帶的生長跟不上你的牽拉，韌帶就會鬆弛。太少太慢的練習不但可能造成關節黏連，還會造成韌帶受到的應力不足，長度、彈性不夠，纖維改建效果不好、強度不夠，增加再次受傷風險，或者在之後勉強追趕練習進度中造成更大損傷。

手術後 1 周內行走練習

這裏的行走練習與前面的地面移動不同，上文的地面移動是利用好腿和雙拐，在患肢不着地情況下的地面移動，而手術後行走練習指的是患肢着地的行走練習。

➲ 動作詳解

身體主要重量由雙拐杖和健肢側承受，患者可輕輕用患肢的腳底觸及地面，但不要把身體重量壓上去。由最輕的患肢負重開始，一點一點增加，直到可以把半個身子的重量壓上去。訓練時若出現疼痛感或關節不適，立即停止訓練，將該訓練內容向後推遲 2～3 天。在 2～3 周時間裏，逐漸達到拄雙拐患側單腿可以完全負重站立的程度。

➲ 訓練組次數

每日 2～3 組，每組 2 次，每次 5 分鐘。

Tips

有半月板縫合和關節軟骨修復的患者，患肢觸地要錯後 4～6 周或遵醫囑。單純的交叉韌帶重建或半月板切除的患者可以於手術後第二天戴支具拄雙拐，按照醫生要求患肢適度觸地。

手術後 1 周內康復訓練計劃

訓練原則

（1）以下所有訓練除膝關節屈曲訓練外，其他所有訓練要求必須佩戴支具進行。

（2）有半月板縫合術的患者，所有直抬腿動作可以向後延遲 1 周進行。

（3）請患者仔細閱讀上文中每個訓練動作的特別提示，確定好自己的具體傷情。按提示要求，適當推遲訓練。

推遲要求如下

① 仰臥直抬腿訓練：採用髕腱重建前交叉韌帶者，推遲 2 ～ 3 日進行。

② 側臥內側直抬腿：採用膕繩肌肌腱重建前交叉韌帶患者，推遲 5 ～ 7 日進行；內側副韌帶有傷者，推遲 1 個月進行。

③ 側臥外側直抬腿：外側副韌帶有傷者，推遲 1 個月進行。

④ 俯臥後抬腿訓練：採用膕繩肌肌腱重建前交叉韌帶患者，推遲 5 ～ 7 日進行。

⑤ 坐姿直抬腿訓練：採用髕腱重建前交叉韌帶者，推遲 5 ～ 7 日進行。

（4）抬腿類功能性訓練可以隔天進行，其他功能訓練每天進行。

（5）屈曲訓練單獨進行，需要和其他訓練至少間隔 4 小時以上。

（6）其他情況請遵醫囑。

所需工具

膝關節手術後支具、墊高用枕頭、負重用沙袋、醫用冰袋、雙拐。

訓練計劃

「功能性康復訓練＋伸直訓練」計劃

訓練動作	訓練組數	每組要求
仰臥直抬腿訓練 （或坐姿直抬腿訓練——手術後 4 天後進行）	2 ～ 4 組	10 ～ 30 次
側臥內側直抬腿訓練（手術後 3 ～ 4 天後進行）	2 ～ 4 組	10 ～ 20 次
側臥外側直抬腿訓練（手術後 3 ～ 4 天後進行）	2 ～ 4 組	10 ～ 20 次
俯臥後抬腿訓練（手術後 3 ～ 4 天後進行）	2 ～ 4 組	10 ～ 20 次
股四頭肌等長收縮訓練	組數不限	每天 500 ～ 1000 次
膕繩肌等長收縮訓練	組數不限	每天 500 ～ 1000 次
踝泵訓練	組數不限	每天 500 ～ 1000 次
墊高伸直訓練（或負重墊高訓練）	每天 2 組（兩組分開，中間間隔至少 4 小時）	20 ～ 30 分鐘

腿部屈曲訓練計劃

屈曲訓練內容	訓練時間
髕骨鬆動術	5～10分鐘
坐姿垂腿	20～40分鐘
冰敷	20分鐘

注：手術後4～7天後進行，與其他訓練至少間隔4小時。

拄雙拐行走訓練（患肢不着地）

　　每日2～3組，每組2次，每次5分鐘。

拄雙拐患肢着地行走訓練

　　每日2～3組，每組2次，每次5分鐘。

手術後1周內飲食與營養

　　手術後經過24小時，可以吃些肉禽蛋奶等蛋白質類食物。尤其在第一次成功大便後，飲食要恢復正常，並且要注意營養的額外補充。

手術後第1周宜食食物

　　由於單腿抬高動作下進行大便，肛門括約肌發力不利；所以仍然要多食水果、蔬菜、粗糧等高纖維性食物，多飲水。蘋果、蜂蜜等潤腸通便食物可以加入食譜中。手術後第二天開始，適度進食肉禽蛋奶及豆製品等高蛋白食物，補充機體蛋白質，有利於傷口恢復。

　　多吃菜花、番茄、綠葉青菜、紅蘿蔔等富含維他命C的蔬菜，以促進傷口生長和癒合。

　　食慾不佳的患者可加服助消化藥物，如酵母片。

　　患者可以適度補充鈣、鋅、鐵、錳等礦物質。這幾種礦物質，有的參與組成人體代謝活動中的酶，有的是合成骨膠原和肌紅蛋白的原料。動物肝臟、海產品、黃豆、葵花子、蘑菇中含鋅較多，動物肝臟、雞蛋、豆類、綠葉蔬菜、小麥中含鐵較多，麥片、芥菜、蛋黃、乳酪中含錳較多。

　　促進傷口癒合的兩種營養素：

　　（1）維他命B雜：參與蛋白質和糖類的代謝，緩解患者緊張的情緒。

　　（2）β-胡蘿蔔素：促進骨骼細胞的增殖和發育。

三餐宜食食材列表

早餐	雞蛋、牛奶、豆漿、麵包、麥片、八寶粥、綠葉蔬菜等
午餐和晚餐	瘦肉、豆製品、魚（清蒸、清燉）、燉雞、排骨、綠葉蔬菜、紅蘿蔔、菜花、黑木耳等
零食	核桃、葵花子、山楂、紅棗等

手術後第 1 周不宜食食物

（1）少吃辛辣（辣椒、芥末、胡椒等）、煎炒、油炸等刺激食物及烈酒等。山芋、番薯、糯米等易脹氣的食物也不宜食用。

（2）不宜吃杏仁。杏仁中含有大量草酸，草酸在人體內遇到鈣時，產生一種不易溶解的鹽類物質——草酸鈣。這種物質不但阻止食物中的鈣被吸收和利用，而且還使骨骼中的鈣發生溶解，影響患者鈣質吸收。

（3）忌喝碳酸飲料。

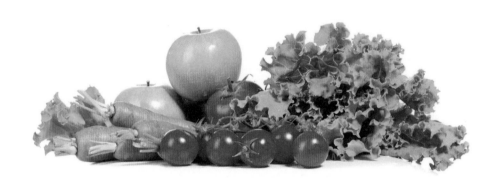

Chapter

4

膝關節手術後
第2～4周康復訓練

此階段的訓練可以使一些肌肉力量變強或康復訓練到位的患者提前脫拐（但仍要佩戴支具），也是膝關節屈曲訓練的關鍵時期。該階段對整個膝關節康復起到承上啟下作用。第1周大部分患者會按照訓練計劃進行康復訓練，而從第2周起，很多患者會放鬆訓練，訓練時間、訓練內容、訓練次數都可能減少，甚至有患者乾脆忽略一些訓練。膝關節的康復，三分靠手術，七分靠康復訓練。決定今後腿部功能能否恢復到原有狀態，康復訓練起着關鍵作用，後期的一些力量和功能性訓練甚至能使患者的某些腿部功能超過負傷前的狀態。

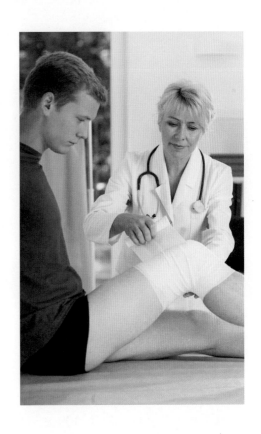

從第2周起，患者要更關注自己的訓練，以求更圓滿的康復效果。手術後第2～4周的一些力量訓練和功能訓練，是建立在膝關節伸直能力和屈曲角度基礎上的，所以本康復訓練部分最先介紹膝關節伸直訓練和屈曲訓練。

手術後生活

拆線

一般手術後第 2 周進行拆線，拆線後 72 小時內仍不能洗澡，傷口仍需用紗布包紮。拆線 72 小時後，紗布解除，此時沒有了紗布的束縛，膝關節屈曲訓練將進一步加深。

行走訓練

訓練目的

通過功能訓練和肌肉訓練使患肢單腿站立超過 1 分鐘，可以嘗試脫拐走路；但不要脫下支具，同時要選擇周圍有牆之類固定輔助物的環境，在發生「發軟蹄」時立刻扶住。

訓練組次數

每日 2～3 組，每組 2 次，每次 5 分鐘。

特別提示

不能用行走訓練代替功能訓練、力量訓練、伸直訓練及屈曲訓練。覺得不能走路就要練習走路是錯誤的觀念。走路是下肢複雜的功能，要讓足夠的肌力、關節強度與穩定度、關節活動度、本體感覺等諸多能力得到全面恢復，同時關節疼痛和腫脹也要得到一定緩解後才能完成行走動作。力量訓練用於恢復肌力，強大的腿部肌力可以支持人體站立和行走；關節伸直訓練和屈曲訓練可以增加關節活動度；功能訓練可以增加關節強度、穩定度及本體感覺。當與行走相關的各種機能都得到恢復後，行走是件自然而然的事。

手術後的初期，如果過早脫拐行走，會增加膝關節的腫脹和積液機會，既會影響功能恢復，又會阻礙組織癒合。在肌力、關節穩定度、關節活動度和本體感覺尚未恢復前，走路的姿勢通常不正確，看上去是「一瘸一拐」地走路。這種不正確的行走姿勢如果練習過多，錯誤動作的動力定型就會鞏固。長此以往，患者可能造成瘸腿走路的錯誤步態。

本書作者膝關節手術後第 3 周脫拐，佩戴支具行走；第 4 周脫掉支具進行行走訓練。這和作者良好的肌肉力量以及術前訓練有關。大家要根據自身特點，嘗試患肢觸地行走，要體會自身的感覺。由拄雙拐嘗試患肢觸地開始，逐步嘗試增加患肢負重。不敢下地負重反而可能造成軟骨退變、關節控制能力和本體感覺下降以及骨質脫鈣，同樣影響膝關節最終的康復。

膝關節伸直訓練

伸直訓練一般在手術後的 1 個月內進行，可以把未受傷的腿作為訓練目標，使患肢達到未受傷的腿的伸直度即可。

訓練中要注意伸拉伸膝的拮抗肌——膕繩肌，這樣可以增加拮抗肌的延展性和彈性，能夠幫助提高膝關節伸直的靈活性。

1 仰臥墊高伸直訓練（負重仰臥伸直訓練）

每天 2 次，每次 20 分鐘，與屈曲訓練至少間隔 4 小時。

2 俯臥重物懸吊伸膝

訓練目的

　　利用重物的重力作用使膝關節進一步伸直，主要針對手術前膝關節就無法伸直的患者，通過重物的外力作用可以起到更好的伸直膝關節效果。此方法適用於手術後中後期的患者，以及膝關節伸直角度受限明顯的患者。

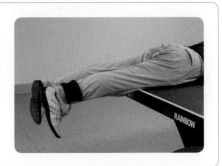

　　動作詳解

　　俯臥於床上。膝關節以下的小腿和腳懸空於床邊之外。腿部肌肉放鬆，靠腿的重量自然下垂達到完全伸直。可在踝關節處加上沙袋之類的重物，以增大訓練強度，增加伸直效果。

　　訓練組次數

　　保持俯臥重物懸吊伸膝姿勢 20 ～ 30 分鐘。

3 坐位體前屈

訓練目的

　　本訓練也叫做坐位俯身膕繩肌牽拉伸膝訓練，主要是通過伸拉伸膝動作的拮抗劑——膕繩肌，以達到改善膝關節角度，進一步伸直膝關節的目的。由於該訓練動作會加重腰椎壓力，所以不適合腰椎有問題的患者，尤其是腰椎間盤突出症者。

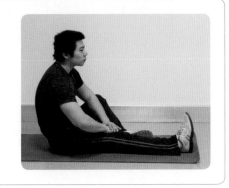

　　動作詳解

　　坐於床上，健肢屈曲，將患肢伸直，腿部後側緊貼床面，腳尖朝上。身體慢慢向前屈，使患肢膝關節後側產生拉伸感，達到最大體前屈程度，儘量用手去觸碰腳尖，保持1～2分鐘。然後緩慢直起身，進行下一次。

　　訓練組次數

　　每天訓練1～2次，每次10～15分鐘。

4 迷你箭步蹲膕繩肌牽拉伸膝

訓練目的

　　牽拉膝關節後側關節囊、膕繩肌、小腿三頭肌，使患肢膝關節適應站立位伸直時的受力狀態，從而為正常行走創造條件。主要針對膝關節伸膝受限，同時膕繩肌和小腿肌肉都有明顯攣縮的患者。

➲ **動作詳解**

　　患肢向後面做出弓步姿勢，健肢稍稍屈膝，同時身體重心向前，後腿用力伸直牽拉。可感覺到大腿後側有明顯的拉伸感表明動作正確，然後保持這一姿勢或輕微顫動，1～2分鐘後使組織適應，牽拉感逐漸降低或者消失後，再繼續向下牽拉。

➲ **訓練組次數**

　　每次訓練 10～15 分鐘。

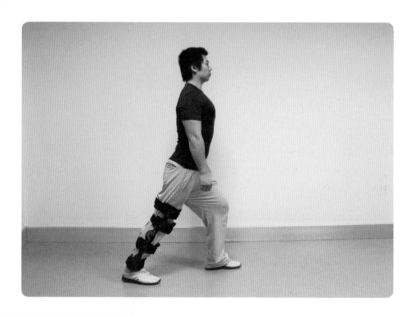

5 壓腿膕繩肌牽拉伸膝

訓練目的

　　站立狀態下訓練膝關節的伸直，繼續加強膝關節伸直度，使膝關節適應全天候伸直。本訓練動作適合可以輕鬆完成前 4 種伸拉訓練，同時單腿支持力足夠強大者。

➲ 動作詳解

　　站於某固定物前，固定物要求與腰同高或略高於腰部。把患肢放於固定物上，使小腿後側或腳踝觸及固定物以支撐腿部。伸直膝蓋，腳尖向上，支撐腿儘量腳尖朝前。身體前屈，利用身體重力和腹肌收縮力量慢慢向腿部施壓，儘量用手去觸碰腳尖，可以感覺到膝關節、大腿後側、臀部、小腿後側都有拉伸感，以膝關節不產生疼痛或不適感為准，保持靜立伸拉，1～2 分鐘後使組織適應，牽拉感逐漸降低或者消失後，再繼續向下牽拉。剛開始練習者，可雙手扶住固定物以保持身體平衡或拍檔幫助維持身體平衡。

➲ 訓練組次數

　　每次訓練 10～15 分鐘，每天訓練 1～2 次。

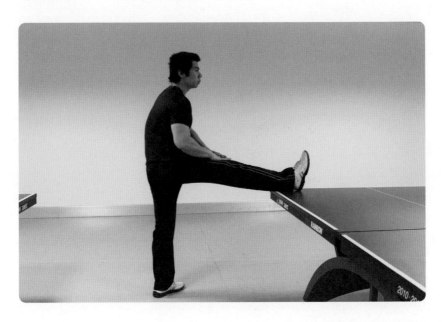

膝關節屈曲訓練

此階段的關節屈曲訓練十分重要。過晚的屈曲訓練會增加膝關節黏連的風險，黏連的膝關節很難達到其正常的屈曲度，從而對患者正常生活造成諸多不便。

在生活中，人體要完成必要的走動、跑動、上下樓、下蹲等動作。這些動作都需要一定的膝關節自由屈曲度來支持。

人體在一般行走時需要膝關節屈曲約 60 度，上下樓時需要膝關節屈曲約 90 度，下蹲時需要更大的屈曲度，一般需要達到大於 150 度，甚至達到下蹲後臀部可以碰到腳踵，大小腿後側完全觸碰的全屈曲度。比如人下蹲後撿起掉在地上的小物品，膝關節屈曲度通常要接近全屈曲度。

手術後時間與屈曲角度設定

手術後 2 周要求被動屈曲角度 100 度左右。之後的手術後 3 周是 110 度左右，手術後 4 周為 120 度左右。如此循序漸進才是膝關節屈曲角度的練習方法。

支具的調節

膝關節手術後，採用活動支具固定，手術後 2 周要調整夾板到 0 ～ 70 度的範圍裏可以屈伸。之後的每 3 ～ 5 天加大一次角度，在手術後滿 4 周的時候調節到 0 ～ 110 度或 0 ～ 120 度的範圍。如果調整之後，在行走和負重時感覺關節不穩，說明肌力不足，還不能控制如此大的角度，就要減少回調整前的角度，同時加強肌肉力量訓練，等待肌力和關節控制能力提高之後再重新加大支具角度。

1 預備動作 髕骨鬆動術

每次屈曲訓練前進行，練習 5 ～ 10 分鐘。（見 141 頁）

2 坐姿垂腿

10 ～ 20 分鐘，訓練後冰敷 20 分鐘。（見 142 頁）

3 坐姿頂牆

適用範圍

手術後 1 周，適用於 90 ～ 100 度範圍內的屈曲練習，而且非常安全，只要避免自己突然發力猛勁往前頂，角度不會變化過大，基本沒有訓練危險性。

➲ **動作詳解**

把椅子正對着牆壁放好。人坐在椅子上，患肢的腳尖頂住牆壁或其他固定物來防止滑動。在身體坐穩坐正之後，人緩慢向前移動身體，隨着身體的前移，屈膝角度也就同時增大了。可以通過膝關節距離牆壁的遠近來間接測量膝關節的屈曲角度。在椅子的高度不變的前提之下，膝關節和牆之間的距離越小，屈曲的角度就越大。

若椅子較矮，膝關節頂到牆壁時，也可達到 110 度左右。

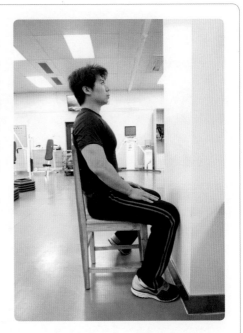

Tips

（1）椅子要牢固，避免椅子翻覆或損壞造成二次傷害。

（2）身體要坐正，不能因為疼痛歪身子或者抬起臀部，否則對增大膝關節角度不利，同時會把頂牆的壓力傳遞給腰椎一側，造成腰椎的不適。

（3）脛骨平台骨折、半月板縫合之類不能負重的患肢，不能使用此方法練習屈曲角度。

4 仰臥垂腿

適用範圍

適用於 100 ～ 120 度的屈曲範圍，有些屈曲角度比較靈活者，也能靠此方法練習到 130 度左右。

普通版

➲ **動作詳解**

仰臥於床上，雙手抱住大腿的膝關節後側，讓大腿垂直於床面。可由別人托住患肢踝關節進行保護，也可自己將健側足背抬起並托住患肢腳跟進行保護。在保護下完全放鬆大腿的肌肉，讓小腿在重力的作用自然下垂，逐漸增大膝關節屈曲的角度。在感到明顯痛感後保持不動，用 1 ～ 2 分鐘時間等待組織適應，待疼痛降低或消失後，再繼續增大角度。

加強版：負重仰臥垂腿

➲ **動作詳解**

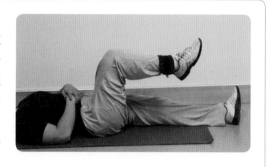

若膝關節發生黏連，或腿部自身重量不能增大角度。可以在踝關節或脛骨末端處加上負荷（如沙袋），進行負重仰臥垂腿。負荷不能太重，否則肌肉不能放鬆，也容易增加發生危險的機率。

要通過嘗試找到適合自己的負重配重。最好在負重仰臥垂腿前進行 3 ～ 5 分鐘小腿自然放鬆下垂的熱身動作。之後的 3 ～ 5 分鐘進行小負荷負重，讓膝關節產生輕微疼痛。最後的 3 ～ 5 分鐘疼痛程度達到需要堅持忍耐。整個過程以勉強堅持到 10 ～ 15 分鐘為宜。

Tips

（1）固定大腿，使大腿垂直床面，不要移動。

（2）放鬆肌肉，避免伸膝對抗疼痛。

（3）掌握負荷增減量。

5 床面滑行屈腿

適用範圍

　　適用於 90 ～ 135 度的屈曲範圍。

被動床面滑行屈腿

➔ **動作詳解**

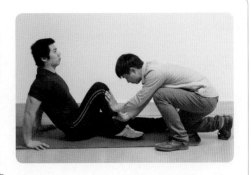

　　仰臥或坐於床面，由康復師或拍檔完成被動屈腿。即拍檔雙手抓住患肢脛骨端向患者臀部方向直推，以迫使患肢膝關節屈曲，要求患肢的腳掌始終緊貼床面，患肢的腳後跟始終朝向同側臀部中點以保證屈腿行程為直線。拍檔發力要緩和持續，不要突然發力或發力速度過快從而造成損傷。患者在感到明顯痛感後示意拍檔保持不動，用 1 ～ 2 分鐘時間等待組織適應，待疼痛降低或消失後，再繼續增大角度。

主動床面滑行屈腿

➔ **動作詳解**

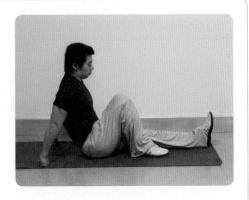

　　如果訓練後膝關節無明顯疼痛感，可以訓練後再加 3 ～ 5 分鐘主動屈腿訓練。即被動屈曲之後不馬上冰敷，而是在床上腳不離開床面，自己用力（不要用手和別人幫忙）儘量彎曲膝關節，再緩慢地伸直。這個練習是提高關節主動屈伸的控制能力，學會收縮相應的肌肉，所以不要追求角度的大小，只要緩慢用力地活動起來就可以。

Tips

合併半月板縫合者，在這個時間段不能主動屈伸。

6 | 坐姿抱腿

適用範圍

　　此方法適用於 110 ～ 130 度的屈曲範圍，有些屈曲角度比較靈活者，用此方法可以練習到 130 ～ 140 度。

普通版

➜ 動作詳解

　　坐於床上，先主動彎曲膝關節到最大角度。之後雙手抱住自己的腳踝，用力向身體這邊拉，讓腳跟緩慢逐漸地接近臀部，來增大膝關節屈曲的角度。在感到明顯的疼痛之後停下來保持不動，1 ～ 2 分鐘後組織適應了，疼痛就可能減少或者消失，這時候再往更大角度抱腿。

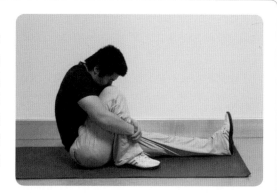

加強版：拍檔保護下的抱腿訓練

➜ 動作詳解

　　進行抱腿訓練時，當腿部屈曲到一定角度後會發生強烈疼痛，而人在疼痛時發力能力受到抑制，此時患者無法手臂發全力完成抱腿動作。如果此時拍檔伸手幫忙，則可以進一步增大屈曲角度。拍檔在患者抱腿到極限位置時，可輕輕加一把力推動患肢脛骨以使膝關節角度進一步增大。但注意拍檔用力不要過猛，當患者表示無法忍受時，拍檔應停止發力或手停在某個位置，不要繼續用力。

升級版：拍檔抱腿訓練

當疼痛使患者無法完成抱腿的發力時，此時拍檔的抱腿屈曲訓練將產生更好的訓練效果，可使膝關節角度達到 150 度甚至更大。一般來說，康復師或拍檔所做的被動屈曲訓練要明顯好於自己用力的訓練，原因有三點：

（1）進行抱腿訓練時，當腿部屈曲到一定角度後會發生強烈疼痛，而人在疼痛時發力能力受到抑制，此時患者無法手臂發全力完成抱腿動作。

（2）由於自身的力學結構，自己雙臂對自己一條腿的發力無法達到「全力」的程度。

（3）屈曲時容易發生位置偏移，比如膝關節屈曲時同時產生內旋或外旋動作，使動作難以產生直線屈曲，而拍檔在做康復訓練時可以隨時調整小腿運動軌跡，使膝關節完全處於純屈曲狀態。

（4）當屈曲達到一定程度後，患肢的臀部會有抬起的趨勢，甚至腰椎會有壓迫感。拍檔可以利用技巧控制臀部的抬起，減少腰部的壓迫感。

➲ 動作詳解

患者平躺於床上，患肢腳掌緊貼床面向患肢臀部中點滑動。當達到主動屈曲的最大極限時，拍檔側倒於患者腹部，伸雙手抱住患肢脛骨，雙手同時發力向後拉，在拉動的過程中注意控制膝關節活動範圍，不要使膝關節發生不必要的內旋或外旋。患者感到明顯疼痛而難以忍受時，要告知拍檔停下來保持不動，1～2 分鐘後組織產生適應，疼痛就可能減少或者消失，這時候再往更大角度進行。

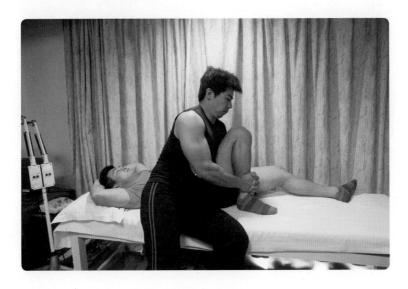

7 仰臥被動壓腿

適用範圍

　適用於 120 ～ 150 度的屈曲範圍。

➲ **動作詳解**

　　當患者膝關節角達到 120 度以上，也可以採用仰臥被動壓腿的方法。即患者仰臥於床上，以仰臥垂腿作為熱身，熱身後可進行負重仰臥垂腿；然後雙手抱住患肢脛骨上端向下拉，使患肢大腿緊貼於胸前，患肢小腿儘可能摺疊，小腿肚貼近大腿後側。當患者抱腿的發力程度達到膝關節屈曲極限後，拍檔用雙手按住患肢脛骨繼續增大膝關節角。當患者感到明顯疼痛而難以忍受時，要告知拍檔停下來保持不動，1 ～ 2 分鐘後組織產生適應，疼痛可能減少或者消失，這時候再進一步增大角度。

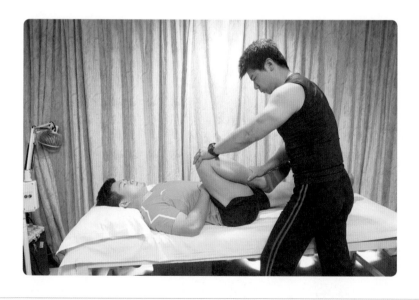

8 | 俯臥被動屈腿

適用範圍

該方法適用於 120 ～ 135 度的屈曲範圍。腿部柔韌性較好者，也可達到 140 ～ 150 度，甚至達到腳後跟挨到臀部，達到全範圍屈曲角度。

訓練目的

訓練時會感到大腿前側肌肉（股四頭肌）有明顯的牽拉感，這有利於增加屈膝拮抗肌的延展性和彈性，能夠幫助提高膝關節屈曲靈活性。

> ⇒ **動作詳解**
>
> 俯臥於床上，患肢先伸直，再主動用力彎曲，屈曲到最大角度（如果角度還沒有達到能夠抓到自己腳踝的程度，可以用非彈性帶子或者毛巾褲子套於腳踝處，方便向更大角度牽拉）。而後由拍檔握住患側腳踝，向臀部方向拉近，從而增大膝關節屈曲角度。在感到明顯的疼痛之後告知拍檔停下來保持不動，1 ～ 2 分鐘後組織產生適應，疼痛就可能減少或者消失，此時再繼續增大伸拉角度。

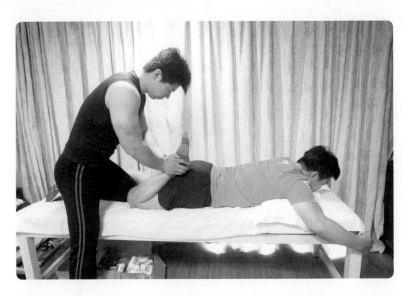

功能恢復與力量恢復

第 2 ～ 4 周訓練階段，很多訓練既可達到肌肉訓練目的，又可達到功能性訓練目的，所以本階段仍然將功能訓練和肌肉訓練放在一起。

1 踝泵訓練

每天 500 ～ 1000 次。（見 130 頁）

2 股四頭肌等長收縮訓練

每天至少 500 ～ 1000 次。（見 131 頁）

3 加強版：站立股四頭肌收縮

訓練目的

把患肢站立訓練與股四頭肌等長收縮訓練相結合的訓練，既對患肢站立起到訓練作用，又對股四頭肌的肌力恢復起到強化作用。恢復狀況好者，用此動作可以替代股四頭肌等長收縮訓練。但脛骨平台軟骨有傷和半月板縫合術者在手術後第 2 ～ 4 周內不宜進行此訓練或遵醫囑。

➲ **動作詳解**

卸下支具，兩腿靠牆站立，好腿為主支撐腿，患肢根據訓練者的承受能力適度觸地。將毛巾摺疊 3 ～ 4 次，放於患肢膝關節後側膕窩處，然後患肢股四頭肌用力收縮，使患肢膝關節繃直並壓迫毛巾。保持 3 ～ 5 秒，然後患肢股四頭肌稍加放鬆再做第二次。

➲ **訓練組次數**

每天做 50 ～ 100 次。

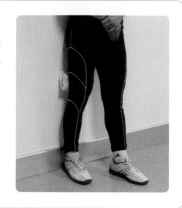

4 膕繩肌等長收縮訓練

每天 500 ～ 1000 次。（見 131 頁）

5 負重仰臥或坐姿直抬腿訓練

➲ **動作詳解**
　在力量增強之後，對於力量素質好的患者，在手術後第 2 周就可以在踝關節處綁沙袋，進行股四頭肌的進一步強化訓練。

➲ **訓練組次數**
　每天 1 次，每次 3 ～ 4 組，每組 12 ～ 20 次，組間休息 30 秒。

6 側臥直抬腿訓練

➲ **動作詳解**
　在力量增強之後，對於力量素質好的患者，在手術後第 2 周就可以在踝關節處綁沙袋，進行股四頭肌的進一步強化訓練。

➲ **訓練組次數**
　每天 1 次，每次 3 ～ 4 組，每組 12 ～ 20 次，組間休息 30 秒。

7 俯臥後抬腿訓練

➲ **動作詳解**
　力量素質好，且無明顯痛感者，第 2 周開始也可以進行負重訓練。

➲ **訓練組次數**
　每天 1 次（也可以隔天做），每次 2 ～ 4 組，每組 10 ～ 20 次，組間休息 30 秒。

8 坐姿毛巾擠壓訓練

訓練目的

訓練大腿內收肌群，增加膝關節穩固度。

⊃ **訓練方法**

患者卸下支具，坐於床沿，兩腿自然下垂，將毛巾摺疊 3～4 次，夾於兩膝蓋之間，兩膝向內擠壓毛巾 5 秒，放鬆。

⊃ **訓練組次數**

每次訓練 5～10 分鐘，可每天做，也可隔天做。

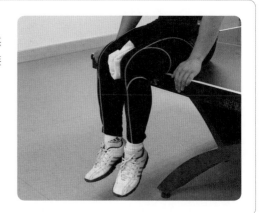

9 牆上滑動訓練

訓練目的

本訓練在手術後第 4 周開始進行，其目的在於提高膝關節屈伸能力，為行走時的反覆屈伸膝關節動作奠定基礎。

⊃ **動作詳解**

仰臥床上，腿抬到 45 度，腳面抵住牆面，向下慢速滑動，直到大腿與小腿的夾角接近 90 度；然後緩慢伸腿，使膝關節逐漸伸直，再繼續下一次動作。滑動的速度始終保持慢速。

⊃ **訓練組次數**

每次訓練 5～10 分鐘，可每天做，也可隔天做。

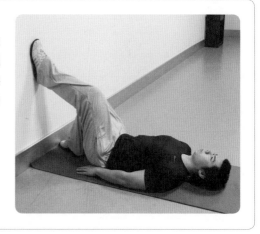

10 助力提踵訓練

訓練目的

提高小腿三頭肌力量，為脫拐行走創造條件；同時使膝關節適應提踵狀態下變化的受力，從而對膝關節穩固度的提高也有一定作用。在患肢可以觸地，並能承擔一定身體重量後才可進行該訓練項目。

➲ **訓練方法**

雙手扶住床面或其他固定物，兩腳腳底平觸地面，然後緩慢踮起腳尖，使腳跟儘量向上，感到小腿肚有緊張感保持 3 ～ 5 秒，然後緩慢放下。提踵時呼氣，下放時吸氣。好腿可以起主要支撐作用，讓患肢逐漸適應提踵產生的受力，循序漸進讓患肢可以承擔和好腿一樣的負荷。患肢膝關節可能會有些痛，只要疼痛尚在可忍受範圍內，即可完成此訓練。

➲ **訓練組次數**

每周訓練 2 ～ 3 次（隔天進行），每次訓練 3 ～ 4 組，每組 12 ～ 20 次。

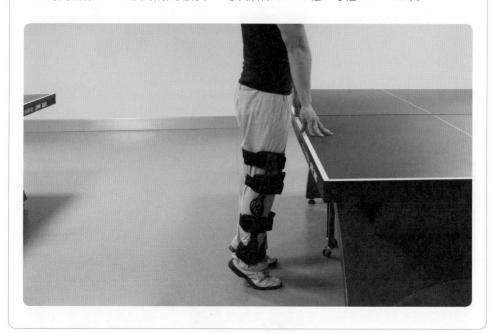

11 雙腿起橋訓練

訓練目的

增加臀部肌群力量，提高膝關節在屈曲位的受力能力。「起橋上抬腿訓練」可以在提高臀部肌群力量的同時，進一步強化股四頭肌（尤其是股直肌）的力量。該訓練在拆線後進行，適合於膝關節屈曲角度大於 120 度者。一般在手術後第 3～4 周以後進行。

普通版

➲ **動作詳解**

　　仰臥於床上，雙腳平放於床面。收縮臀部，使臀部抬離床面，用腳底和肩部支撐身體，保持這一姿勢 5 秒，再緩慢放下臀部。抬起臀部時呼氣，下放臀部時吸氣。

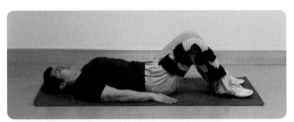
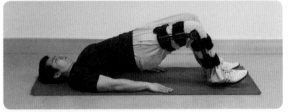

加強版：起橋上抬腿訓練

➲ **動作詳解**

　　進行單腿起橋，另一條腿伸膝並舉腿。

➲ **訓練組次數**

　　每周訓練 2～3 次，每次訓練 3～4 組，每組 12～30 次。

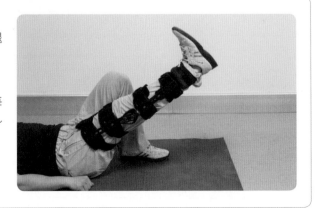

12 迷你靠牆蹲

適合人士

從手術後第 3～4 周開始（進行半月板縫合和脛骨平台軟骨修復者需要錯後 2 周時間），首先訓練者要能脫拐雙腳站立，同時需要佩戴支具，將支具調節到 30 度以上。根據支具的角度進行相應的靠牆蹲。

訓練目的

本訓練可提高訓練者的大腿股四頭肌和膕繩肌肌力，綜合提高腿部支撐力及膝關節穩固度，為脫拐後的長期站立和行走提供條件。

➔ 訓練方法

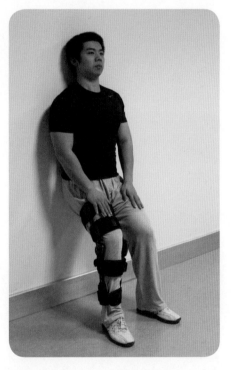

患肢佩戴好支具，第一次訓練將支具調節到 30 度，然後可根據訓練情況每隔 5～7 天增加一次支具度數進行訓練。訓練要選擇摩擦力大的地面以免由於地面打滑造成危險。

訓練者背對牆壁 30～50 厘米站立，站距與肩同寬或略寬於肩，後背緊貼牆壁。慢慢下蹲，膝蓋始終在腳尖後側，使支具達到預設的角度，保持這一個姿勢。如果下蹲後的姿勢保持到力竭，即為「靠牆迷你靜蹲」。

如果保持下蹲後姿勢 3～5 秒再站起，反覆重複動作，即為「迷你靠牆蹲」。迷你靠牆蹲，站立的時候呼氣，下蹲的時候吸氣。

➔ 訓練組次數

「靠牆迷你靜蹲」和「迷你靠牆蹲」可根據自身情況任選其一，不必都做；也可把「迷你靠牆蹲」作為「靠牆迷你靜蹲」的升級版，待「靠牆迷你靜蹲」達到每次可堅持 5 分鐘後再進行「迷你靠牆蹲」。

靠牆迷你靜蹲：每周訓練 2～3 次，兩次訓練間間隔 48 小時，每次訓練 1～3 組，每組做至力竭，組間休息 90 秒。

迷你靠牆蹲：每周訓練 1～2 次，兩次訓練間間隔 72 小時，每次訓練 2～3 組，每組 15～30 次，組間休息 90 秒。

13 30 度角迷你箭步蹲

適合人士

從手術後第 4～5 周開始（進行半月板縫合和脛骨平台軟骨修復者需要錯後 2 周時間），首先訓練者要能脫拐雙腳站立並能簡單脫拐行走，同時需要佩戴支具，將支具調節到 30 度以上。根據支具的角度進行相應的箭步蹲。

訓練目的

本訓練可提高訓練者的大腿股四頭肌、膕繩肌和臀大肌肌力，綜合提高腿部支撐力及膝關節穩固度，為脫拐後行走打下基礎，尤其對於大步行走，其訓練效果更佳，並且對上下樓梯的輔助訓練效果明顯。

➲ 訓練方法

患肢佩戴好支具，第一次訓練將支具調節到 30 度，然後可根據訓練情況每隔 5～7 天增加一次支具度數進行訓練。訓練要選擇摩擦力大的地面以免地面打滑造成危險。

訓練者站立，站距與肩同寬或略寬於肩。向前邁開一小步，並自然下蹲，完成迷你箭步蹲。前腿膝蓋不超過腳尖，保持下蹲姿勢 1～3 秒；然後後腿跟步回歸站立體位，再用另一隻腿向前邁步，完成下一次動作。兩腿交替進行。站起身時呼氣，下蹲時吸氣。

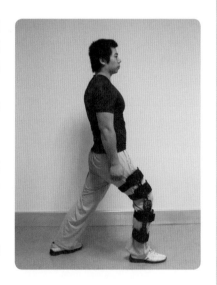

➲ 訓練組次數

每周訓練 2～3 次，兩次訓練間隔 48 小時以上，每次訓練 2～4 組，每組 16～30 次，組間休息 90 秒。

Tips

進行該訓練時，如膝關節有痛感者禁用此訓練，第一次訓練時需在康復師或他人保護下進行。

為了訓練者的安全，支具角度最大調到 90 度。即產生 4 個迷你箭步蹲檔位，30 度、40 度（或 45 度）、70 度和 90 度。

---

14 單腿站立擺腿

適合人士

　　從手術後第 3 ～ 4 周開始（進行半月板縫合和脛骨平台軟骨修復者需要錯後 2 周時間），首先患者要能脫拐雙腳站立，同時需要佩戴支具，將支具調節到 0 度。

訓練目的

　　當患肢作為擺動腿時，訓練患肢膝關節伸直位各方向擺動能力；當患肢作為支撐腿時，訓練患肢在另一條腿不斷運動過程中的支撐能力。

➲ 訓練方法

　　預備動作：患肢佩戴好支具，將支具調節到 0 度。訓練要選擇摩擦力大的地面以免由於地面打滑造成危險。訓練者需要向前手扶固定物以保持身體平衡。訓練者站立，用手抓牢固定物。

（1）單腿站立前擺

　　訓練者從側方抓牢固定物，健肢作為支撐腿，患肢膝關節伸直並向上繃腳尖，然後前擺患肢，髖關節上擺角度小於 45 度，上擺時呼氣，下放腿時吸氣。然後換患肢作為支撐腿，此時要手抓牢固定物幫助身體維持平衡，若患肢在健肢擺動時出現疼痛，需停止訓練。

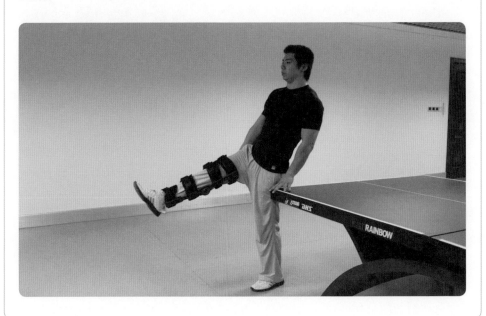

（2）單腿站立外側擺

　　訓練者從前方抓牢固定物，健肢作為支撐腿，患肢膝關節伸直，然後向外擺動患肢，髖關節上擺角度小於 60 度，上擺時呼氣，下放腿時吸氣。然後換患肢作為支撐腿，此時要手抓牢固定物幫助身體維持平衡，若患肢在擺動時出現疼痛，需停止訓練。

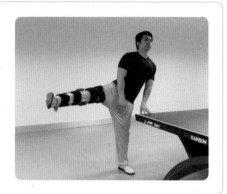

（3）單腿站立內側擺

　　訓練者從前方抓牢固定物，健肢作為支撐腿，患肢膝關節伸直，然後向內側擺動患肢，經支撐腿前方向內擺動幾次，再經支撐腿後方向內擺動同樣次數，髖關節內擺角度小於 40 度，上擺時呼氣，下放腿時吸氣。然後換患肢作為支撐腿，此時要手抓牢固定物幫助身體維持平衡，若患肢在健肢擺動時出現疼痛，需停止訓練。

（4）單腿站立後擺

　　訓練者從前方抓牢固定物，以健肢作為支撐腿，患肢膝關節伸直，然後向後擺動患肢，髖關節後擺角度小於 60 度，後擺時呼氣，下放腿時吸氣。然後換患肢作為支撐腿，此時要手抓牢固定物幫助身體維持平衡，若患肢在健肢擺動時出現疼痛，需停止訓練。

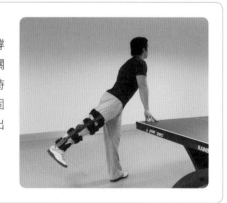

⊃ 訓練組次數

　　每周訓練 1 ～ 2 次，兩次訓練間隔 72 小時，每次訓練 2 ～ 3 組，每組每個方向的擺腿各 10 ～ 30 次，組間休息 90 秒。

Tips

　　進行該訓練，膝關節有明顯痛感者，需要把該訓練推遲 2 ～ 4 周。

膝關節手術後第 2 ～ 4 周康復訓練計劃

本階段手術後訓練包括膝關節伸直訓練、膝關節屈曲訓練、功能與肌肉訓練三大部分。本階段屈曲訓練必須和其他兩種訓練分開，之間至少間隔 4 小時。伸直訓練可以放在功能與肌肉訓練之後直接進行。

每天伸直訓練 2 次，每次 20 分鐘；功能與肌肉訓練 1 次，40 分鐘左右；屈曲訓練 1 次，每次 20 ～ 40 分鐘。

每天建議訓練次序為：伸直訓練 1 →功能與肌肉訓練→伸直訓練 2 →屈曲訓練。

伸直訓練計劃

仰臥墊高伸直訓練、俯臥重物懸吊伸膝、坐位體前屈、迷你箭步蹲膕繩肌牽拉伸膝、壓腿膕繩肌牽拉伸膝這 5 個訓練項目按難度逐次提高，訓練者需根據自己的實際情況，選一項自己適合的訓練，經過一段時間的訓練，再逐漸升級。

其中前兩個訓練為最基礎的膝關節伸直訓練，可以在 20 分鐘內完全不換動作；後面三個訓練動作只作為基礎伸直訓練的補充與提升，訓練時每個訓練動作不超過 5 分鐘。以下給出兩種膝關節伸直訓練方案，患者可根據自身康復情況及個人偏好自行選取。

膝關節伸直訓練方案 A：單純靜力伸直訓練

（1）仰臥墊高伸直訓練，20 分鐘。

（2）俯臥重物懸吊伸膝，20 分鐘。

（3）仰臥墊高伸直訓練＋俯臥重物懸吊伸膝，各 10 分鐘，動作順序可以調換。

膝關節伸直訓練方案 B：「靜力伸直訓練＋提升伸直訓練」

步驟一：從仰臥墊高伸直訓練和俯臥重物懸吊伸膝中任選一個，訓練時間為 15 ～ 17 分鐘。

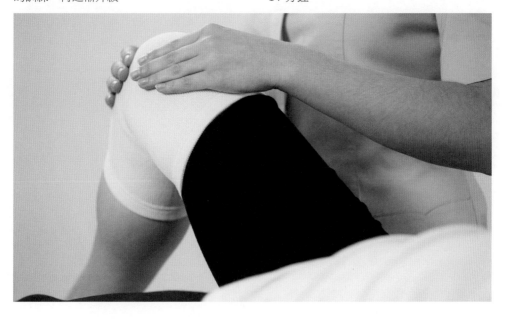

步驟二：根據自身恢復情況，從坐位體前屈、迷你箭步蹲膕繩肌牽拉伸膝、壓腿膕繩肌牽拉伸膝中任選一個，訓練時間為 3 ～ 5 分鐘。

膝關節屈曲訓練計劃

本階段膝關節屈曲訓練相關訓練項目很多，其按膝關節屈曲角度適用範圍劃分如下：

動作序號	屈曲訓練動作	適用範圍
預備動作	髕骨鬆動術	一
動作 1	坐姿垂腿	90 度
動作 2	坐姿頂牆	90 ～ 100 度
動作 3	（1）仰臥垂腿 （2）加強版：負重仰臥垂腿	100 ～ 120 度
動作 4	（1）被動床面滑行屈腿 （2）主動床面滑行屈腿	120 ～ 135 度 90 ～ 120 度
動作 5	（1）坐姿抱腿 （2）加強版：拍檔保護下的抱腿訓練 （3）升級版：拍檔抱腿訓練	110 ～ 130 度 130 ～ 140 度 130 ～ 140 度
動作 6	仰臥被動壓腿	120 ～ 150 度
動作 7	俯臥被動屈腿	120 ～ 135 度，柔韌性基礎好者，可達 150 度

本階段膝關節屈曲訓練分四大步驟。

步驟序號	屈曲訓練動作	訓練時間	說明
步驟 1	髕骨鬆動術	5 ～ 10 分鐘	每次訓練均要做
步驟 2	預備熱身訓練	5 ～ 10 分鐘	以上 7 個動作，選取 1 ～ 2 個自己能輕鬆完成的動作
步驟 3	主訓練	20 ～ 30 分鐘	以上 7 個動作遞進訓練
步驟 4	訓練後冰敷	15 ～ 20 分鐘	減輕不適症狀

髕骨鬆動術每次訓練都要做，可以增加屈曲訓練效果，並減少一部分屈曲訓練的疼痛感。

膝關節屈曲訓練不宜一上來就進行大角度的屈曲訓練，而是要慢慢熱身，逐步加大動作的難度，以免造成關節拉傷。預備熱身訓練既是一個屈曲訓練的適應過程訓練，又是對上一次訓練成果的鞏固複習。從以上 7 個動作中選取自己可以較輕鬆完成的動作，比如訓練者的膝關節屈曲度已達 100 度左右，則可以選取坐姿頂牆動作作為熱身訓練。待關節充分適應屈曲動作後，再進行難度更大的主訓練。

訓練者通過預備熱身訓練，使關節充分適應後，開始進行主訓練。通常主訓練是最疼痛的，膝關節屈曲時可能聽到類似棉線被扯斷的聲音。主訓練主要目的是提高膝關節屈曲度，但也不可操之過急，不是每一天都要比上一天都有屈曲度提高，才是進步；當訓練者達到某個膝關節屈曲度後，可以鞏固 1 ～ 2 天，即屈曲度不再提高，但關節疼痛感比前一天有所下降，這種反應也是進步的表現。當屈曲度、疼痛感下降後，訓練者就

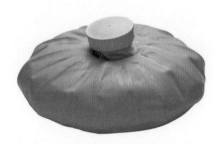

應該加大屈曲角度了。

手術後 4 周內的屈曲訓練後，建議冰敷 15 ～ 20 分鐘，以減輕關節發熱、腫脹和痛感。

功能訓練與肌肉訓練計劃

該康復計劃分兩部分，一部分是每天訓練內容；一部分是每周訓練 3 ～ 4 次的隔天訓練內容。如果兩部分內容發生在同一天，先做難度較大的隔天訓練內容，再做難度較小的每天訓練內容。如果兩個訓練一起進行，可以把每天訓練內容的相應組次數減少到單獨訓練時的一半左右。

本階段所需工具：雙拐、毛巾、墊高用墊高物、支具、醫用冰袋。

每天訓練計劃

訓練動作	訓練組數	每組要求
坐姿毛巾擠壓訓練	1 組	5 ～ 10 分鐘
踝泵訓練	組數不限	每天 500 ～ 1000 次
股四頭肌等長收縮訓練	組數不限	每天大於 500 次
膕繩肌等長收縮訓練	組數不限	每天大於 500 次

每周 3～4 次綜合功能訓練計劃：

該計劃分為兩個方案，患者根據自身情況酌情選擇或遵醫囑。建議手術後第 2 周，第 3 周採用方案 A；手術後第 4 周開始嘗試方案 B。從手術後第 4 周開始，也可以把兩個方案交替進行，即這次用方案 A，下次用方案 B。方案 B 比方案 A 難度大。以下訓練動作均需戴支具進行，以確保訓練者絕對安全。

綜合功能與肌肉訓練方案 A：床面訓練系統

訓練動作	訓練組數	每組要求
雙腿起橋訓練（或起橋上抬腿訓練）	3～4 組	12～30 次
仰臥直抬腿訓練（或坐姿直抬腿訓練）	3～4 組	12～20 次
側臥內側直抬腿訓練	2～4 組	10～20 次
側臥外側直抬腿訓練	2～4 組	10～20 次
俯臥後抬腿訓練	2～4 組	10～20 次
牆上滑動訓練（手術後第 4 周開始訓練）	1 組	5～10 分鐘

綜合功能與肌肉訓練方案 B：站立訓練系統（建議從手術後第 4 周開始嘗試）

訓練動作	訓練組數	每組要求
30 度角迷你箭步蹲	2～3 組	每條腿均訓練 8～15 次
單腿站立前擺	2～3 組	每條腿均訓練 10～30 次
單腿站立外側擺	2～3 組	每條腿均訓練 10～30 次
單腿站立內側擺	2～3 組	每條腿均訓練 10～30 次
單腿站立後擺	2～3 組	每條腿均訓練 10～30 次
助力提踵訓練	3～4 組	12～30 次
靠牆迷你靜蹲	1～2 組	做至力竭

拄雙拐患肢着地行走訓練

每天2～3組，每組2次，每次5分鐘。

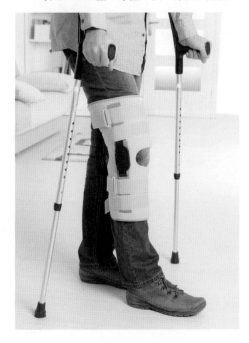

營養與飲食建議

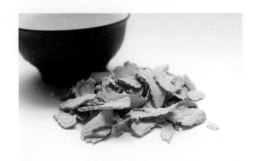

此階段，膝關節部分淤腫已消除，但膝關節仍處於腫脹狀態。此階段飲食上以清淡為主，適度蛋白質補充轉為高營養補充。可在初期的食譜基礎上增加肉骨湯、動物肝臟等，以補給更多的維他命 A、維他命 D、鈣質及蛋白質。同時維他命 C 仍然要積極補充。

當歸燉排骨

材料

當歸10克，續斷10克，排骨250克，葱段、薑片、桂皮、枸杞子各適量

做法

1. 將所有材料洗淨放入燉盅，加適量水。
2. 燉煮2小時以上，燉至骨酥肉軟即可。

Chapter 5 | 膝關節手術後 第2～3個月康復訓練

一般膝關節手術後患者將在這個時期脫拐正常行走。醫院的假條只到第 12 周，而從第 5～12 周期間的功能訓練將對患者成功回歸工作崗位起到至關重要的作用，同時對運動員回歸專項訓練也將發揮重要作用。

膝關節伸直訓練

對於在第 4 周就已經達到膝關節伸直角度的患者，從第 5 周開始可以減少或放棄基礎的伸直訓練，比如仰臥或坐姿伸直訓練；而增加預防膕繩肌攣縮的坐位體前屈、迷你箭步蹲膕繩肌牽拉伸膝、壓腿膕繩肌牽拉伸膝等訓練。

同時，如果膝關節仍未達到理想伸直角度，仍需保持負重仰臥伸直訓練和俯臥重物懸吊伸膝，訓練時間每次均為 20～30 分鐘，每天 2 次。

對於膝關節已達到預定伸直角度者，可進行功能性伸拉訓練。

──── 訓 練 方 法 ────

1 坐位體前屈

每周訓練 3～4 次，每次 10～15 分鐘。

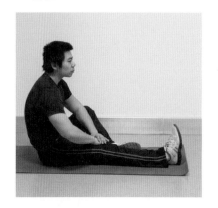

2 迷你箭步蹲膕繩肌牽拉伸膝

可以放在力量訓練和其他功能性訓練之後，作為訓練後伸拉項目，每次 5～10 分鐘。

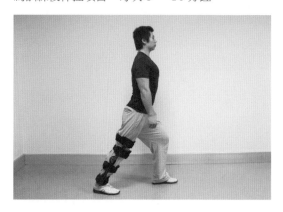

3 | 壓腿膕繩肌牽拉伸膝

每周訓練 3～4 次，亦可放在力量訓練和其他功能性訓練之前，作為熱身訓練項目；或放在力量訓練和其他功能性訓練之後，作為訓練後伸拉項目。

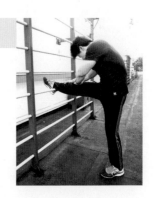

4 | 側向壓腿

訓練目的

站立狀態下訓練膝關節的伸直，繼續加強膝關節伸直度，使膝關節適應全天候伸直。

➲ 動作詳解

站於某固定物前，把腿放於固定物上，使小腿內側或腳踝內側觸及固定物以支撐腿部。固定物高度的選擇要適合訓練者腿部柔韌性。伸直膝蓋，腳尖向一側，支撐腿也儘量腳尖朝前。身體微微側屈，利用身體腰側收縮力量慢慢向腿部施壓，可以感覺到膝關節內側、大腿內側產生拉伸感，以膝關節不產生疼痛或不適感為准，保持

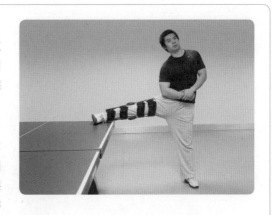

靜立伸拉。如站立不穩，則應雙手扶住固定物以保持身體平衡或拍檔幫助維持身體平衡。

➲ 訓練組次數

手術後 2 個月後進行，每天訓練 1～2 次，每次 10 分鐘。

Tips

有膝關節內側副韌帶受傷或半月板受傷者不要練習前壓腿伸直訓練和側壓腿伸拉，或者遵醫囑。

5 股四頭肌收縮主動發力式伸拉

訓練目的

該動作是利用股四頭肌主動發力，強迫膝關節伸直乃至超伸的動作，也是強力拉伸膝關節的最後一款動作。該動作可以使重建後的前交叉韌帶或後交叉韌帶充分伸直繃緊，可能訓練時會有些痛，訓練者要控制力度，太痛時要收住發力，以免受傷。

初級動作──腳尖支撐伸拉

➲ 動作詳解

該訓練必須在穿硬頭鞋狀態下進行，否則無法完成腳尖支撐。以訓練者右腿膝關節為例。訓練者站直身體，用右腳腳踵後側壓在左腳腳尖上，同時左腳腳尖微微向上抬起。右腿股四頭肌發力，用力伸直右膝，並下壓左腳腳尖，訓練者可感覺到膝關節後側有明顯拉伸感甚至微痛感，只要疼痛感在可忍受範圍內，可以繼續這一動作。保持靜力伸拉，不要有意彈振式發力。保持伸直施壓狀態 1 分鐘左右為 1 組。

➲ 訓練組次數

每次可以訓練 2 ～ 3 組。

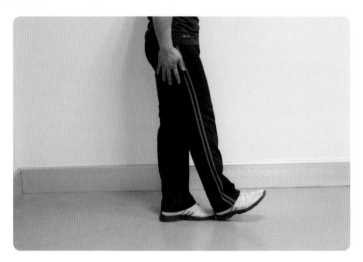

Tips

該動作可以緩解膝關節「膠着」現象，2 組訓練完畢，膝關節「膠着」現象即可消失。

升級動作——懸空主動發力式伸拉

◯ 動作詳解

　　訓練者健肢單腿支撐身體，患肢抬起懸空。然後患肢股四頭肌發力，伸直膝關節，使膝關節用力向後伸，如膝關節後側有疼痛感後要減少發力。由於患肢腳踵後面沒有擋板或阻擋物，所以可以把股四頭肌的發力更多傳遞給膝關節，故而該動作可以使膝關節伸直效果更強。當然，訓練效果和訓練者患肢的股四頭肌力量成正比。保持股四頭肌持續發力伸拉膝關節 30 秒為 1 組。

◯ 訓練組次數

　　每次訓練 2～3 組。

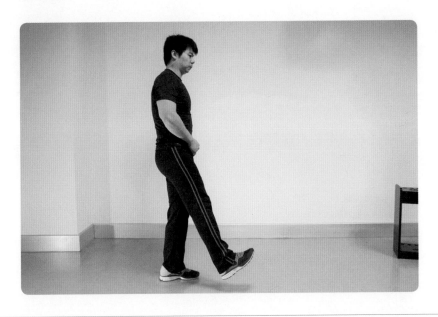

膝關節屈曲訓練

　　從第 5 周起，膝關節屈曲角度已至少達到 110 度以上，所以膝關節屈曲角度訓練要進一步加深。使患肢在本階段可以完成全角度跪坐，甚至完成摺疊式下蹲，使膝關節屈曲角度達到接近受傷前的程度。

熱身訓練

1 髕骨鬆動術

2 坐姿頂牆

3 仰臥垂腿

正式訓練

1 被動床面滑行屈腿 ＋ 主動床面滑行屈腿

2 坐姿抱腿（拍檔抱腿訓練）

3 仰臥被動壓腿

4 俯臥被動屈腿

5 跪姿屈腿

適用範圍

膝關節角大於 150 度，此時膝關節屈曲程度已經接近正常。

> ➲ **動作詳解**
>
> 預備動作—保護下跪姿屈腿
>
> 扶好固定物進行保護，用體重逐漸向下跪坐，增大膝關節屈曲角度。在感到明顯的疼痛之後停下來保持不動，1～2分鐘組織適應，當痛感降低或者消失時，繼續進行更大角度的跪坐。

正式訓練——跪姿屈腿

訓練者跪姿開始，兩腿併攏，用臀部慢慢向小腿後側下坐。腳自然向後；踝關節成蹠屈位，不要向兩側外翻。利用體重慢慢向下坐，直到臀部可以觸碰到腳踵。然後身體放鬆，大小腿完全貼附在一起，臀部完全坐於腳踵上。保持 1～3 分鐘。

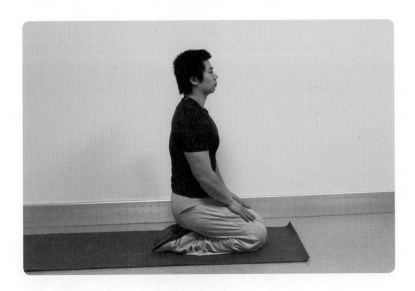

Tips

（1）注意身體要正，雙腿平均分配體重。身體歪斜可能造成膝關節屈曲時伴有旋轉或者內外翻，從而發生危險。此時需要拍檔站在訓練者身體後方，觀察訓練者臀部是否歪斜，發現歪斜及時用手糾正。同時，拍檔可用手壓法進一步增大訓練者膝關節屈曲角度。

（2）不能用暴力突然增大角度，發力要和緩、連續。

6 摺疊式下蹲

訓練目的

　　膝關節屈曲角度基本接近正常之後，膝關節曲度、強度、肌肉力量完全恢復後，下蹲完全無痛感或其他不適感後再進行此訓練。

　　摺疊式下蹲與靜蹲、深蹲訓練有很大不同，靜蹲和深蹲一般只蹲至大腿與地面平行，膝關節角度在90～100度；而摺疊式深蹲要求大腿後側和小腿肚完全摺疊，就像在如廁下蹲一樣。此時膝蓋超過腳尖，膝關節角度將大於140度。同時在膝關節強力屈曲的狀態下，腿部還要承擔全身的重量，所以摺疊式深蹲通常比跪姿屈腿還要困難。也可以把摺疊式深蹲作為膝關節屈曲訓練的最終目標，即在膝關節大角度屈曲時能承擔身體全部重量。

> **⮕ 動作詳解**
>
> 　　訓練者手扶固定物在保護下深蹲，用體重逐漸向下蹲，以增大膝關節屈曲角度，儘量完成大小腿的摺疊，使患肢和好腿的下蹲屈曲度區域一致。訓練者在感到明顯的疼痛之後停下來保持不動，待1～2分鐘組織適應，當痛感降低或者消失時，繼續進行更大角度的摺疊式深蹲。

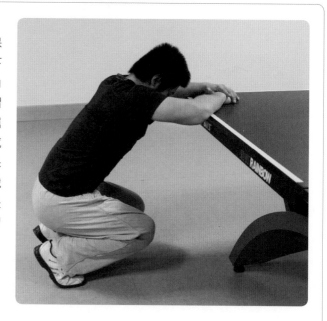

膝關節屈曲補充性訓練

　　以下補充性訓練，可放在力量訓練和其他功能性訓練之前，作為熱身訓練項目；或放在力量訓練和其他功能性訓練之後，作為訓練後伸拉項目。每次訓練5～10分鐘。

1 坐姿合腿伸拉

訓練目的
使患肢適應屈膝同時髖關節外旋動作，同時可以伸拉大腿內收肌群，提高髖關節柔韌性。

➲ **動作詳解**

坐於床面或墊面，兩腳掌相對，膝關節屈曲位同時髖關節外旋。身體儘量前屈，雙手扶住墊面，使膝關節外側儘量貼近墊面，保持靜態伸拉，不要暴力彈振式伸拉。堅持 1～2 分鐘。

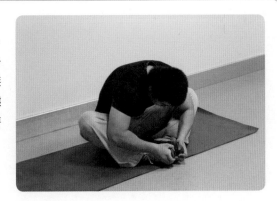

2 分腿跪姿伸拉

訓練目的
使患肢適應屈膝分腿跪姿動作，同時可以伸拉大腿內收肌群，提高髖關節柔韌性。

➲ **動作詳解**

跪坐於床面或墊面，兩腳掌向外，兩腿分開。身體儘量前屈，雙手扶住墊面，使大腿內側儘量貼近墊面，保持靜態伸拉，不要暴力彈振式伸拉。堅持 1～2 分鐘。

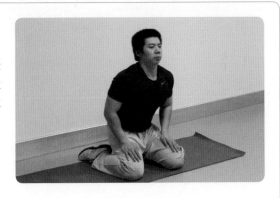

3 跪姿後拉

訓練目的

屈膝分腿跪姿動作的繼續加強版，同時可以伸拉股四頭肌、髂腰肌，提高髖關節柔韌性。

➲ 動作詳解

跪坐於床面或墊面，兩腳掌向外，兩腿分開。身體儘量後倒，雙手向後扶住墊面，使臀部坐於後腳跟上，保持靜態伸拉，可以感覺到大腿前側和腹部有拉伸感。堅持 1～2 分鐘。

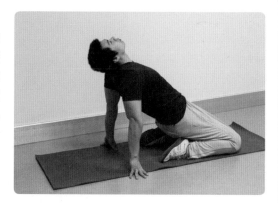

Tips

（1）以上不同角度和情況下膝關節屈曲訓練，無論選擇何種方法，整個過程應控制在 50 分鐘之內。太長時間和反覆的屈曲會過度刺激關節，造成膝關節腫脹和炎症的增加，對於關節功能的恢復有害無益。

（2）每次訓練要堅持到底，不能中途放鬆休息。不要因為疼痛就放鬆休息，應該緩慢推進角度，在開始疼痛之後保持 1～2 分鐘，組織適應後疼痛會有所緩解，再進一步增大角度。

（3）注意膝關節屈曲時不要產生關節旋轉或內外翻，拍檔被動屈曲訓練要好於自己訓練。

（4）每次膝關節屈曲訓練不必採用一種屈曲方式，可以選擇幾種不同方式構成一次訓練組合，同時體會自己膝關節的感受，選擇痛感小同時屈曲效果明顯的動作。

（5）如果自己訓練或拍檔訓練達不到相應效果，需去醫院請專業康復師進行膝關節屈曲訓練。

膝關節基礎功能性訓練

1 第一次脫拐走路

　　訓練者在手術後第 5 ～ 6 周脫拐走路，如果有半月板縫合者，需要延遲 2 ～ 4 周。脫拐前，訓練者應在戴支具並扶牆（或扶平衡桿）的情況下完成 30 度角迷你箭步蹲至少 3 組，每組 30 次；同時，訓練者最好患肢單腳着地支撐身體可以超過 2 分鐘；然後可以嘗試脫拐平地行走。第一次行走時，最好在離牆近或有保護桿的情況下嘗試，在身體不穩時可以扶住牆或用保護桿支撐身體。同時脫拐後的行走一定要佩戴支具完成。

2 脊柱正直站立訓練

訓練目的

　　由於上樓時，很多人經常出現身體扭擺動作，而使脊柱無法保持正中位。膝關節手術後，患肢肌肉萎縮，人的這種上樓時的扭擺動作更加明顯。上樓時左右扭擺的動作會增加膝關節向左或向右的切向力，增加了關節軟組織受傷的風險，尤其對手術後功能正處在康復期的膝關節，更要避免在上樓時膝關節受到橫向切向力。這就要保持脊柱始終處於正中位，沒有扭擺的附加動作出現。

　　利用下面的訓練即可在脫拐後站立訓練中實時監控脊柱的位置。

⊃ **動作詳解**
　　雙腳平穩地站於地面，找一根筆直的豎桿，兩手分別抓住其上下端，使其豎直貼附於後背脊柱位置。桿的上端貼附枕骨正中，桿的下端貼附尾椎側。保持這個位置 1 ～ 3 分鐘。

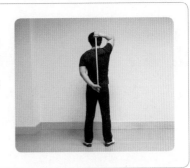

⊃ **訓練組次數**
　　每次訓練 3 ～ 4 組。

Tips

　　如果發現脊柱與豎桿無法平行，即可通過身體位置調整，保持脊柱始終處於正中位。也可以由拍檔從側面觀察，幫助訓練者進行手術後站立動作的糾正。

3 | 單腳上樓梯訓練

訓練目的

　　訓練上樓梯時脊柱始終保持正中位，以避免身體扭擺造成手術後膝關節受到切向力而增加損傷風險。

➲ 動作詳解

　　訓練者為了避免在上樓時身體扭擺，可以利用豎桿對脊柱位置進行實時監控。即右手在上左手在下將桿貼附於後背（桿頂端貼附枕骨正中，桿的下端貼附尾椎側）。然後左腳踏上台階，左腿不發力，收左腳回歸站立位，即只是左腳踏上台階，然後收回，並不完成上樓梯動作，可以把一部分體重向踩在台階的左腳上部分遷移；左腿訓練 10 次，換右腿。訓練全過程中始終用豎桿監控脊柱的位置，發生脊柱側屈動作要及時調整。

➲ 訓練組次數

　　每次訓練 3～4 組，每條腿均訓練 10 次為 1 組。

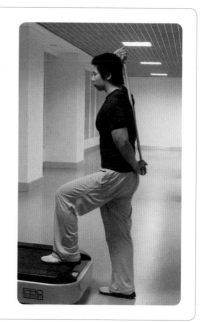

4 | 腳尖支撐拉伸訓練

　　該方法可以快速而安全地對膝關節進行伸直伸拉恢復，同時不受任何場地限制；如果患者在行走過程中出現膝關節「膠着」或伸膝困難，也可以採取該方法進行快速緩解。具體方法見本節膝關節伸直訓練部分。

力量訓練

本階段的力量訓練對恢復因手術和休養造成的肌肉萎縮有良好效果，尤其對患肢的單側萎縮會有專門的訓練，對恢復正常生活及參加專項訓練打下堅實基礎。

以下內容包括腿部力量升級訓練系統，該升級系統適合所有程度的手術後復健者，訓練者需根據自身情況，按照升級系統一級一級地訓練，當上一級訓練未達到規定組次數時，切勿嘗試下一級訓練，以免造成危險。只要訓練者按照該升級訓練系統逐級訓練，其腿部力量和平衡性的恢復將在不知不覺中完成。

關於患肢的萎縮問題

由於患肢的手術、支具固定、傷口癒合等問題，患肢長期得不到訓練，因此會出現明顯肌肉萎縮症狀。患者可以明顯看出患肢和健肢粗細上的差別，又加上患肢在恢復過程中膝關節難以承受各個方向的外力，所以很多常規的健身訓練方法不適宜恢復患肢的肌肉力量。本節內容將介紹更適合患者恢復肌肉力量的訓練方法。

腿部力量訓練

 1 箭步蹲升級系統

訓練目的

循序漸進訓練腿部肌肉的力量、關節受力能力和身體平衡性；由戴支具的輔助訓練逐漸過渡到脫掉支具的自由訓練，整個訓練系統可為脫掉支具自由行走打下堅實基礎，是膝關節手術後恢復自由行走的有效訓練系統。

在整個升級訓練系統中，人的機體可以漸進式提高腿部膕繩肌和臀大肌肌力，同時對股四頭肌和小腿三頭肌的肌力也有訓練效果；訓練可以增強機體平衡能力，對大步行走和上下樓梯都有輔助訓練效果。

升級系統原則

每個訓練至少訓練 2 次，每周不超過 3 次，隔天訓練。可輕鬆完成上一級訓練者方可升級到下一級，以確保訓練安全。要達到第七級反式箭步蹲，需要至少 7 周時間。建議從手術後的第 3～4 周開始第一級戴支具 30 度角迷你箭步蹲。患者需根據自身條件，安排訓練進度，訓練時要求膝關節無明顯不適感。

第一級：戴支具 30 度角迷你箭步蹲

該訓練動作，在手術後第 3 ～ 4 周即可訓練，已於上一節有詳細介紹。

第二級：戴支具 40 度角迷你箭步蹲

⊃ 適合人士

患肢佩戴好支具，將支具調節到 40 度，然後可根據訓練情況每隔 5 ～ 7 天增加一次支具度數進行訓練。訓練要選擇摩擦力大的地面以免由於地面打滑造成危險。訓練者站立，站距與肩同寬或略寬於肩。向前邁開一小步，並自然下蹲，完成迷你箭步蹲。前腿膝蓋不超過腳尖，保持下蹲姿勢 1 ～ 3 秒；然後後腳跟步回歸站立體位，再用另一隻腿向前邁步，完成下一次動作。站立時呼氣，下蹲時吸氣。

⊃ 訓練目的

每周訓練 1 ～ 2 次，兩次訓練間隔 72 小時，每次訓練 3 ～ 4 組，每條腿均訓練 8 ～ 15 次為 1 組，組間休息 90 秒。

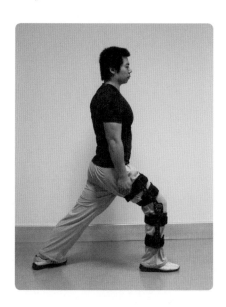

第三級：戴支具 70 度角迷你箭步蹲

第四級：戴支具 90 度角標準箭步蹲

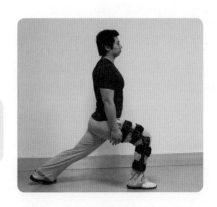

Tips

以上第三級和第四級訓練方法與第二級一致，只需把支具調至相應角度即可。

第五級：戴支具無限制箭步蹲

訓練目的

雖然仍然佩戴支具，但是把支具調節成自由狀態，此時支具只對膝關節受到兩側的力起到保護作用，而前後的力完全靠腿部肌肉進行控制。

➲ **動作詳解**

患肢佩戴好支具，將支具調節到自由位（open 檔）。訓練時要選擇摩擦力大的地面以免由於地面打滑造成危險。訓練者站立，站距與肩同寬或略寬於肩。向前邁開一步，並自然下蹲，完成箭步蹲。前腿膝蓋不超過腳尖，保持下蹲姿勢 1 ～ 3 秒；然後後腳跟回歸站立體位，再用另一隻腿向前邁步，完成下一次動作。站立的時候呼氣，下蹲的時候吸氣。

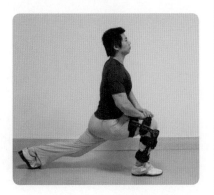

➲ **訓練組次數**

每周訓練 1 ～ 2 次，兩次訓練間隔 72 小時，每次訓練 3 ～ 4 組，每條腿均訓練 8 ～ 15 次為 1 組，組間休息 90 秒。

Tips

第一次進行戴支具無限制箭步蹲時，要扶牆或其他固定物進行，以免發生危險。

第六級：半程自由箭步蹲

訓練目的

作為標準箭步蹲的預備訓練，主要訓練患肢在無支具保護時的支撐力和平衡力，由不戴支具的半程箭步蹲訓練開始，患肢可以在摩擦力大的地面嘗試不戴支具行走，但要注意扶住平衡桿等輔助物進行保護。

➲ 動作詳解

訓練者卸下患肢的支具。身體正直，左腳向前邁出一小步同時身體下蹲，左腿屈曲完成迷你箭步蹲；右腿伸直，其後側產生一定拉伸感。然後收回左腿同時站直身體，換右腿向前邁步完成同樣動作。下蹲時吸氣，起身時呼氣。

➲ 訓練組次數

每周訓練 1～2 次，兩次訓練間隔 72 小時，每次訓練 3～4 組，每條腿均訓練 8～15 次為 1 組，組間休息 90 秒。

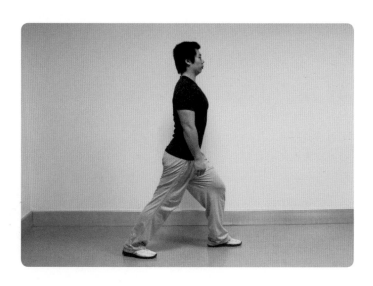

第七級：標準箭步蹲

適合人士

戴支具進行迷你箭步蹲可以輕鬆完成 90 度支具角度的訓練者。

訓練目的

提高腿部膕繩肌和臀大肌肌力，同時對股四頭肌和小腿三頭肌的肌力也有訓練效果；訓練可以增強機體平衡能力，對大步行走和上樓梯都有專項訓練效果。

➲ 動作詳解

身體正直，右腳向前邁出一大步同時身體儘量下蹲，直到右側大腿與地面平行；右膝關節成直角，左腿前側產生明顯拉伸感為止，左腿膝蓋儘量接近地面。然後收回右腿同時站直身體，換左腿向前邁步完成同樣動作。下蹲時吸氣，起身時呼氣。

➲ 訓練組次數

每周訓練 1～2 次，每次訓練 3～4 組，每條腿均訓練 10～15 次為 1 組，組間休息 60～90 秒。

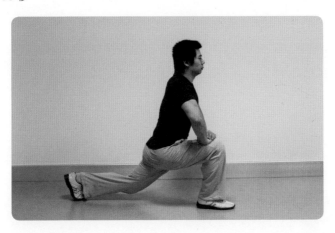

Tips

（1）患肢可能出現下蹲不到位的情況，或者下蹲後患肢膝關節無法承受身體重量，此時需調整下蹲深度，變為很淺的下蹲，直到沒有不適感為止。隨着鍛煉的加深，再慢慢加深下蹲深度。

（2）訓練時還可能出現患肢在前下蹲淺、健肢在前下蹲深的情況，此時要把兩條腿調整到相對較淺的下蹲深度，以免造成健肢訓練過度。

第八級：反式箭步蹲

訓練目的

反式箭步蹲訓練必須在訓練者可以輕鬆完成整組標準箭步蹲後才能進行。因為反式箭步蹲發力模式是前腿肌肉離心收縮做退讓性發力，這種發力模式較標準箭步蹲腿部肌肉的主動向心收縮更加困難，所以做起來難度要大於標準箭步蹲。

該訓練的退讓性發力模式可以有效訓練下樓梯動作。訓練可有效避免患者在下樓梯時摔倒，同時對人向後退步時的平衡能力有額外訓練作用。

> ➲ **動作詳解**
>
> 與箭步蹲動作類似，只是腳向後邁步完成箭步蹲。該動作比箭步蹲更要求身體平衡性。仍然是下蹲時吸氣，起身時呼氣。
>
> ➲ **訓練組次數**
>
> 每周訓練 1 ～ 2 次，每次訓練 3 ～ 4 組，每條腿均訓練 10 ～ 15 次為 1 組，組間間隔 60 ～ 90 秒。

2 深蹲升級系統

訓練目的

在整個升級訓練系統中，人的機體可以漸進式提高股四頭肌和臀大肌肌力；訓練可以增強機體平衡能力，對身體完成下蹲後站立的各種動作有良好訓練效果。

> ➲ **訓練原則**
>
> 每個訓練至少訓練 2 次，每周不超過 3 次訓練。可輕鬆完成上一級訓練者再升級到下一級，以確保訓練安全。包括戴支具訓練的不同角度在內，以下訓練升級系統至少需要 7 周時間完成徒手深蹲。建議從手術後的第 3 ～ 4 周開始練習「第一級戴支具 30 度角迷你靠牆蹲」。患者需根據自身條件，安排訓練進度，訓練時要求膝關節無明顯不適感。

第一級：戴支具靠牆蹲系統

包括支具角度 30 度、45 度、70 度、90 度 4 個級別。

⊃ **動作詳解**

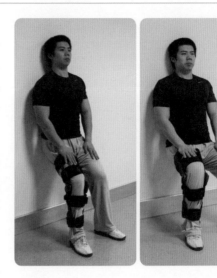

患肢佩戴好支具，第一次訓練將支具調節到 30 度，然後可根據訓練情況每隔 5 ～ 7 天增加一次支具度數進行訓練。訓練要選擇摩擦力大的地面以免由於地面打滑造成危險。訓練者背對牆壁 30 ～ 50 厘米站立，站距與肩同寬或略寬於肩，後背緊貼牆壁。慢慢下蹲，膝蓋始終在腳尖後側，使支具達到預設的角度，保持這一個姿勢。

⊃ **訓練組次數**

每次訓練 3 ～ 4 組，每組訓練至力竭。

第二級：徒手靠牆靜蹲

⊃ **動作詳解**

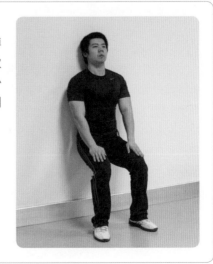

在戴支具靠牆靜蹲可以順利完成 90 度靜蹲後，解下支具，進行徒手靠牆靜蹲訓練。第一次訓練時不要直接下蹲到膝關節角 90 度，要至少做一次半程靜蹲訓練，再試探着使膝關節角達到 90 度。

⊃ **訓練組次數**

每次訓練 3 ～ 4 組，每組訓練至力竭。

第三級：90 度戴支具坐蹲

除訓練股四頭肌和臀大肌力量外，還可以提高人由坐到站時腿部的功能發力能力。

➲ 動作詳解

　　患肢佩戴好支具，並把支具調整到 90 度。找一張牢固的椅子，其椅面高度大於等於訓練者膝關節高度。訓練者站於椅面前 10 厘米，向下坐，使臀部着實坐在椅子上；然後兩腿發力，將身體從椅子上站起，保持直立位。在坐下站起的過程中腳在地面沒有滑動或其他位移。站起時呼氣，下坐時吸氣。

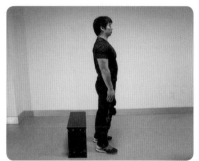

➲ 訓練組次數

　　每周訓練 1 ～ 2 次，每次訓練 3 ～ 4 組，每組 12 ～ 20 次，組間間隔 60 ～ 90 秒。

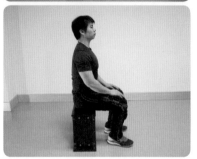

第四級：90 度角戴支具深蹲

➲ 動作詳解

　　患肢佩戴好支具，並把支具調整到 90 度。雙腿站立，保持身體平衡。慢慢下降身體使大腿與地面平行；同時，隨身體的下降，兩手掌心向下前平舉，以促進身體平衡。下蹲後起身時可隨身體的站起，放下雙臂於身體兩側。下蹲時吸氣，站立時呼氣。身體下蹲時，支撐腿膝蓋不超過腳尖。

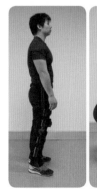
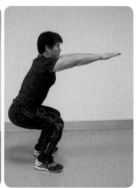

➲ 訓練組次數

　　每周訓練 1 ～ 2 次，每次訓練 3 ～ 4 組，每組 12 ～ 20 次，組間間隔 60 ～ 90 秒。

第五級：徒手坐蹲

⊃ **動作詳解**

解下支具完成坐蹲動作，動作要點與 90 度戴支具坐蹲類似。

⊃ **訓練組次數**

每周訓練 1～2 次，每次訓練 3～4 組，每組 12～20 次，組間間隔 60～90 秒。

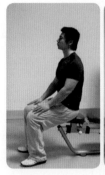
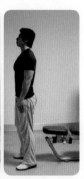

第六級：徒手深蹲

適合人士

靠牆靜蹲可以達到大腿與地面平行並堅持 5 分鐘以上者。

訓練目的

提高大腿股四頭肌肌力，同時對膕繩肌和臀大肌也有訓練效果，對兩腿協同發力能力有良好訓練效果。

⊃ **動作詳解**

雙腿站立，保持身體平衡。慢慢下降身體使大腿與地面平行；同時，隨着身體的下降，兩手掌心向下前平舉。下蹲後起身時可隨身體的站起，放下雙臂於身體兩側。下蹲時吸氣，站立時呼氣。身體下蹲時，支撐腿膝蓋不超過腳尖。

⊃ **訓練組次數**

每周訓練 1～2 次，每次訓練 3～4 組，每組 12～20 次，組間間隔 60～90 秒。

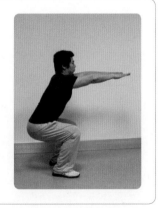

Tips

（1）下蹲深度以患肢下蹲深度為標準，保持姿勢對稱，以免下蹲的發力偏向健肢一邊而造成兩腿肌肉不平衡。

（2）當可以輕鬆完成 4 組，每組訓練 20 次後，可以考慮適當負重。比如雙手各持一隻小啞鈴或肩負一定重量的重物完成深蹲動作。

3 側步蹲升級系統

訓練目的

訓練膝關節在側向移步時的受力能力，增加患者側向移動能力。

> ➲ **動作詳解**
>
> 　　每個訓練至少訓練 2 次，每周不超過 3 次，隔天訓練。可輕鬆完成上一級訓練者方可升級到下一級，以確保訓練安全。要完成不戴支具的側步蹲至少需要 6 周時間。建議從手術後的第 5 周開始練習「第一級：30 度角戴支具側步蹲」。患者需根據自身條件，安排訓練進度，訓練時要求膝關節無明顯不適感。

第一級：30 度角戴支具側步蹲

第二級：45 度角戴支具側步蹲

第三級：70 度角戴支具側步蹲

第四級：90 度角戴支具側步蹲

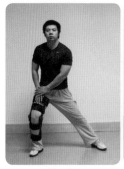 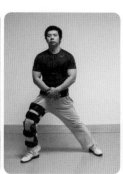 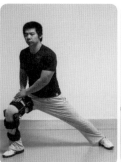 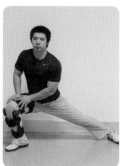

第一級　　　　　第二級　　　　　第三級　　　　　第四級

Tips

　　以上四級側步蹲訓練動作均參照下文的「側步蹲動作詳解」進行，訓練組次數完全相同。

第五級：側步蹲

➔ 動作詳解

　　身體正直，右腳向右邁出一步，腳尖成45度角；同時身體下蹲至右側大腿接近與地面平行，注意膝蓋不要超過腳尖，即淺位側步蹲，此時右腿成側弓步，左腿儘量伸直。然後收回右腳，左腳向左邁步完成淺位側步蹲。下蹲時吸氣，起身時呼氣。

➔ 訓練組次數

　　每周訓練1～2次，每次訓練3～4組，每組訓練12～20次，組間間隔60～90秒。

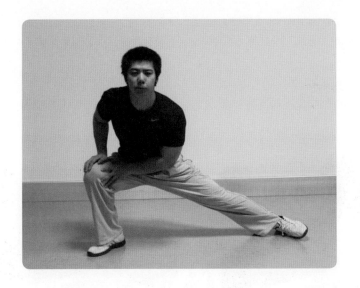

Tips

　　患肢下蹲時，如果膝關節有疼痛感，減少下蹲深度；同時注意健肢和患肢下蹲深度保持一致，以免健肢過度訓練造成肌肉不平衡。

4 器械腿屈伸

訓練目的

　　強化股四頭肌，該訓練膝關節受力較小，所以可以使用較大負荷。同時利用單腿屈伸訓練可以使患肢股四頭肌萎縮得以恢復，並使兩腿肌力趨於平衡。

⮕ **動作詳解**

　　使用腿屈伸器訓練，坐於器械座位上，踝關節前側勾住擋板，調整好器械高度。緩慢伸直膝關節，保持 1～2 秒，到頂峰時，然後緩慢屈膝回歸起始狀態。伸膝時呼氣，屈膝時吸氣。

⮕ **訓練組次數**

　　每周訓練1～2次，每次訓練3～4組，每組訓練12～20次，組間間隔60～90秒。

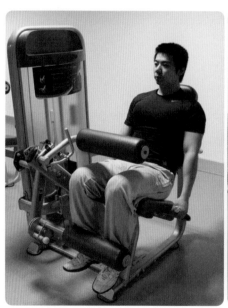
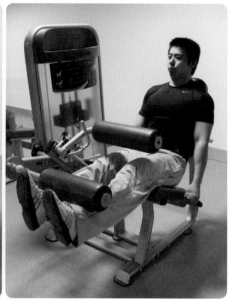

5　器械腿彎舉

訓練目的

　　強化膕繩肌，該訓練膝關節受力較小，所以可以使用較大負荷。同時利用單腿腿彎舉訓練可以使患肢膕繩肌萎縮得以恢復，並使兩腿肌力趨於平衡。

➲ **動作詳解**

　　使用腿彎舉器訓練，坐於腿彎舉器上，踝關節後側向上勾住擋板，調整好器械高度。緩慢屈曲膝關節，到頂峰時，保持1～2秒，然後緩慢伸膝回歸起始狀態。屈膝時呼氣，伸膝時吸氣。

➲ **訓練組次數**

　　每周訓練1～2次，每次訓練3～4組，每組訓練12～20次，組間間隔60～90秒。

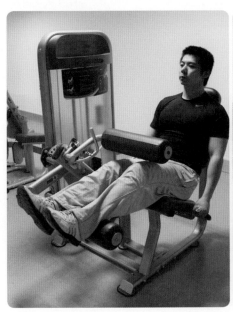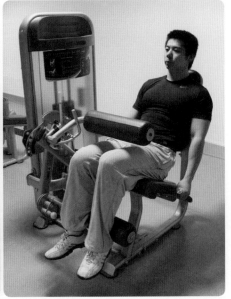

6 | 負重前躬身站起

訓練目的

強化膕繩肌和臀大肌，同時腰背部肌肉也可得到鍛煉。人體在立走跑跳時，通常是全身肌肉協同發力，要求腿部、腰部和背部肌肉協調發力，而腿部肌肉的孤立訓練無法達到這種協同發力能力的強化，通過負重前躬身站起則可以提高全身協同發力能力。

➔ **動作詳解**

雙手各持一隻小啞鈴，或肩扛杠鈴桿一根，軀幹前傾，背部挺直使軀幹與地面平行，頭可向上抬，要求不弓腰駝背，而是儘量使背部挺直或反向向後躬。可感覺到大腿後側和臀部有拉伸感。然後緩慢挺起軀幹。躬身時吸氣，挺直身體時呼氣。

➔ **訓練組次數**

每周訓練1～2次，每次訓練3～4組，每組訓練8～12次，組間間隔60～90秒。

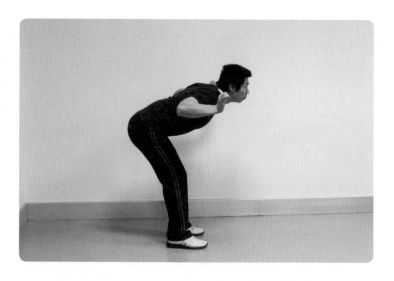

7 | 啞鈴硬拉

訓練目的

強化膕繩肌和臀大肌，訓練站立平衡能力，從而預防康復後潛在的摔倒或滑倒。

➲ 動作詳解

兩腳站距寬於臀部，下蹲，在體側位雙手各持一隻啞鈴。保持下背挺直，腳跟向地面發力。腿、臀、腰、背依次連貫發力拉起啞鈴，同時向前推你的臀部，直起腰身，直到啞鈴拉至身體兩側，手臂自然向下伸直。抬頭挺胸，背部向後發力，保持 1～2 秒的停頓，緩慢下蹲並放下啞鈴，但啞鈴不觸地接着下一次動作。整個過程保持背部和腰部挺直，不要弓腰駝背。拉起啞鈴時呼氣，放下時吸氣。

➲ 訓練組次數

每周訓練 1～2 次，每次訓練 3～4 組，每組訓練 8～12 次，組間間隔 60～90 秒。

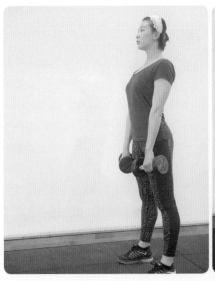
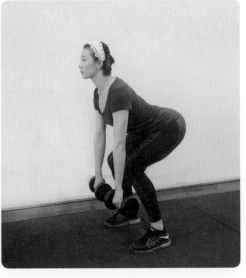

Tips

（1）本訓練適合患肢單腿可站立 3 分鐘以上者，同時可以完成負重前躬身站起標準組（4 組，每組 12 次）者。該動作最好在手術 8 周後進行或遵醫囑。

（2）選擇啞鈴重量不宜過大。

肌肉萎縮與肌肉不平衡針對性恢復訓練

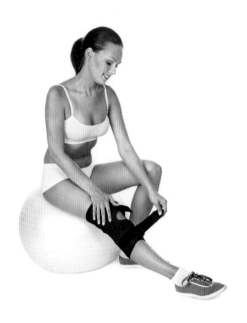

膝關節受傷會對膝關節原有生理結構造成破壞，膝關節手術雖然可以恢復生理結構，但肌肉對關節的控制力、軟組織適應性、關節本體感覺均會發生變化，致使膝關節難以像受傷前一樣，承受本身體重，尤其在走路、上下樓梯、跑步這種需要患肢單獨支撐身體的情況下，患肢更是力不從心。

然而，人的機體調節會代償性利用未受傷組織替代一部分患肢的發力。這主要表現在以下幾方面。

（1）膝傷後，健肢被動性訓練，維度增大，肌肉加強；患肢維度減小，肌肉萎縮。在行走時，健肢代償一部分患肢的受力，兩腿肌肉越發不平衡。

（2）患肢膝關節本體感覺能力下降。

（3）身體為了在行走中達到平衡，患肢對應腰部肌肉會出現持續的收緊，健肢對應的腰部肌肉被動拉伸。

（4）如果是半腱肌取腱重建交叉韌帶，由於患肢半腱肌肌腱損傷，同側的股二頭肌和臀大肌會代償一部分半腱肌的發力，這也將造成患肢股後肌群的不平衡。

鑒於以上原因，受傷及手術後必然出現膝關節所在的腿部肌肉萎縮嚴重、骨盆側傾；患肢維度小於健肢，患肢肌肉含量和肌力嚴重小於健肢；患肢關節靈活度、穩定性、本體感覺嚴重小於健肢。而且健肢腿部由於代償作用的出現，會出現「被迫訓練效果」，這將進一步加大兩腿粗細的不同。

總之，膝關節受傷和手術必然導致健肢和患肢腿部粗細不一致。輕者，一腿粗一腿細，影響美觀和穿衣；重者，兩腿的肌肉、肌力、本體感覺不一致，加大了身體的不平衡，使人更容易摔倒、滑倒和膝關節重複性受傷。

這就要求在手術 2 個月後進行腿部肌肉平衡訓練。本書介紹的腿部肌肉平衡訓練可以在半年內使兩腿維度基本一致，肌力基本平衡，兩膝關節本體感覺趨於一致，最終達到健肢和患肢的整體平衡。

要到達患肢各項運動指標追上健肢，需要進行患肢單腿強化訓練，該訓練體系要求以前文的雙腿訓練為基礎，循序漸進地完成。

─訓─練─方─法─

1 單腿器械彎舉

訓練目的

利用器械腿彎舉器集中訓練患肢，加速患肢肌肉和力量的恢復，本動作主要針對患肢膕繩肌的力量恢復。

➲ **動作詳解**

調整腿彎舉器擋板以適應自己的腿長身高的要求，同時調整彎舉器配重以適應自己患肢極限發力完成 1 組 8 ～ 12 次訓練動作的要求。將擋板置於患肢小腿後側末端，彎舉時可感覺到患肢大腿後側有明顯收縮感和緊張感。腿彎舉時呼氣，伸直患肢時吸氣。

➲ **訓練組次數**

每次訓練 3 ～ 4 組，每組訓練 8 ～ 12 次。

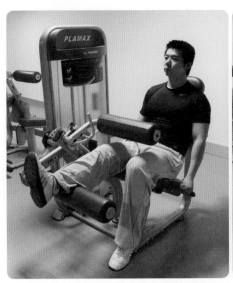 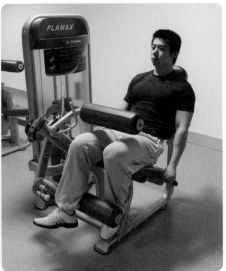

2 雙人腿彎舉訓練

訓練目的

如果訓練者家附近沒有康復場所，也沒有腿彎舉器械，抑或去健身房不方便，也可以進行雙人腿彎舉訓練。該訓練完全可以代替器械腿彎舉動作。不過訓練者需要一個訓練拍檔。

利用雙人腿彎舉訓練加強患肢膕繩肌肌力訓練，或者用器械腿彎舉進行患肢單腿腿彎舉，可有效恢復患肢萎縮的肌肉並促進兩腿肌力的平衡。

➲ 動作詳解

訓練者俯臥於床或瑜伽墊上，拍檔從患肢後面雙手壓住訓練者患肢後小腿肚和跟腱處，訓練者用力屈膝，拍檔用力雙手下壓。拍檔的發力儘量保持訓練者每組可以完成極限次數 8 ～ 12 次。訓練者屈膝時呼氣，伸膝時吸氣。

➲ 訓練組次數

每次訓練 3 ～ 4 組，每組訓練 8 ～ 12 次。

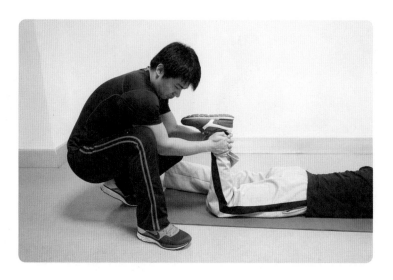

Tips

如果患肢手術後維度與健肢差距太大，肌力差距過大，可以在起初的腿彎舉訓練時先放棄健肢的訓練，單獨強化患肢的膕繩肌。

3 單腿器械腿屈伸

訓練目的

利用器械腿屈伸器集中訓練患肢，加速患肢肌肉和力量的恢復，本動作主要針對患肢股四頭肌的力量恢復。

⊃ **動作詳解**

調整腿屈伸器擋板以適應自己的腿長身高的要求，同時調整腿屈伸器配重以適應自己患肢極限，發力完成 1 組 8～12 次訓練動作的要求。將擋板置於患肢小腿前側末端，用腳背勾住，伸膝動作時可感覺到患肢大腿前側有明顯收縮感和緊張感。伸膝時呼氣，屈膝時吸氣。

⊃ **訓練組次數**

每次訓練 3～4 組，每組訓練 8～12 次。

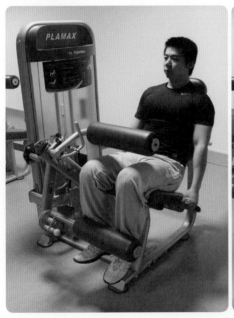
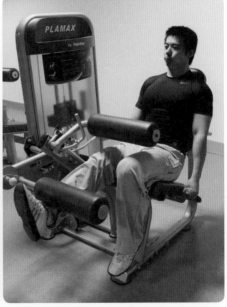

4 雙人腿屈伸訓練

適用範圍

如果訓練者家附近沒有康復場所，也無訓練器械，可以進行雙人腿屈伸訓練。該訓練完全可以代替器械腿屈伸動作。同樣，訓練者需要一個訓練拍檔。

初級動作——手壓式腿屈伸

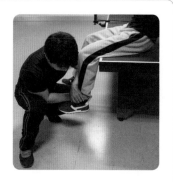

➲ **動作詳解**

訓練者坐於牢固的平凳上，雙手抓住平凳邊沿保持身體平衡。拍檔從患肢面雙手壓住訓練者患肢脛骨前，訓練者用力伸膝，拍檔用力雙手下壓。拍檔的發力儘量保持訓練者每組可以完成極限次數 8 ～ 12 次。訓練者伸膝時呼氣，屈膝時吸氣。

➲ **訓練組次數**

每次訓練 3 ～ 4 組，每組訓練 8 ～ 12 次。

升級動作—腳蹬式腿屈伸

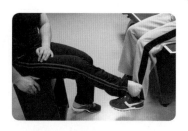

➲ **動作詳解**

訓練者坐於牢固的平凳上，雙手抓住平凳邊沿保持身體平衡。拍檔脫鞋後坐於訓練者對面，伸腳蹬住患肢脛骨正面末端；訓練者用自己的患肢脛骨末端抵住拍檔腳心足弓凹陷處。然後訓練者伸膝，拍檔用腳反向下蹬，該訓練正是利用拍檔蹬腳的發力產生負荷而使訓練者完成單腿腿屈伸動作。拍檔的發力儘量保持訓練者每組可以完成極限次數 8 ～ 12 次。訓練者伸膝時呼氣，屈膝時吸氣。

➲ **動作詳解**

每次訓練 3 ～ 4 組，每組訓練 8 ～ 12 次。

Tips

如果患肢手術後維度與健肢差距太大，肌力差距過大，可以在起初的腿屈伸訓練時先放棄健肢的訓練，單獨強化患肢的股四頭肌。

5 單腿腿舉訓練

訓練目的

利用腿舉器集中訓練患肢蹬踏能力，綜合提高患肢大腿各部分肌肉的力量，增大各部肌肉的體積。該訓練對下蹲後站起動作有訓練效果，可作為徒手深蹲和單腿坐式深蹲的預備訓練。

➲ 動作詳解

訓練者坐於水平腿舉器上，調整腿舉器配重以適應自己患肢極限，發力完成 1 組 8～12 次訓練動作的要求。訓練者後背均勻貼緊椅子靠背，兩手抓緊把手控制身體平衡。患肢的腳蹬住前面踏板。腳的位置越靠上，對膝關節的壓力越小，所以第一次訓練時儘量把腳往上放，然後隨着訓練水平的提高逐漸向下移，移至腳尖接近膝蓋在踏板上的投影位置。整體原則是膝關節不超過腳尖。蹬腿時不要伸膝過直，以免力量慣性再次傷到交叉韌帶。無論是蹬出還是屈腿收回動作，都要儘可能緩慢地完成動作。蹬腿時呼氣，收腿時吸氣。

➲ 訓練組次數

每次訓練 3～6 組，每組訓練 8～12 次。

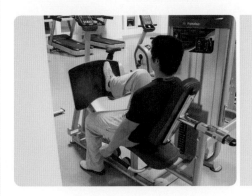 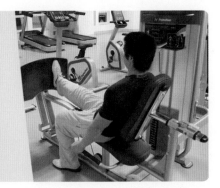

Tips

採用水平坐姿腿舉器，儘量不要使用斜面腿舉器，因為斜面腿舉器對腰椎壓力大。手術後靜養期造成的肌肉萎縮不但會表現在患肢，也會累及腰部，尤其患側腰部，所以不建議使用腰椎壓力過大的訓練動作。

6 單腳提踵

訓練目的

提高小腿三頭肌的肌力，同時增強患肢膝關節在走動或跑動時提踵動作中膝關節的支持力。本訓練也有利用恢復兩小腿的肌力平衡。

➲ **動作詳解**

單手或雙手扶住牆壁等固定物，患肢膝關節伸直，健肢繞到患肢小腿後側勾住患肢小腿。患肢緩慢踮腳尖到達極限位置，保持1～2秒，然後緩慢下放到腳踵着地。踮腳尖時呼氣，下放腳踵時吸氣。

➲ **訓練組次數**

每周訓練1～2次，每次訓練3～4組，每組12～20次，組間間隔60～90秒。

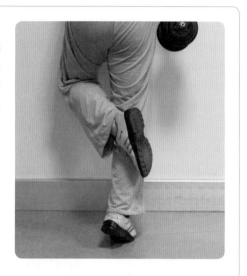

7 | 患肢單腿坐蹲

訓練目的

　　本動作需要以雙腿徒手深蹲為基礎。該動作有效訓練患肢單腿在屈曲與伸直位的綜合平衡承重能力，強化腿部肌肉在單腿支撐身體不穩定態時的發力能力，也可有效訓練膝關節在單腿支撐不穩定態時的關節牢固度及本體感覺。該動作也作為單腿深蹲的預備訓練。該動作可作為手術患肢肌肉強化訓練使用，可以對患肢單獨進行訓練，以儘快恢復兩腿的肌肉平衡。

　➲ **動作詳解**

　　找一張牢固的椅子，椅高等膝高或略高於膝關節。坐於椅子上，患肢發力站起並伸直膝關節，另一側腿抬起懸空；然後單腿下蹲完成下坐。站起時呼氣，下蹲時吸氣。

　➲ **訓練組次數**

　　每次訓練 3～4 組，每組訓練 8～12 次。

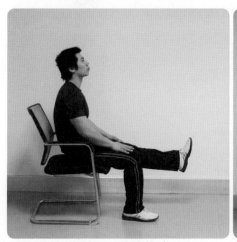 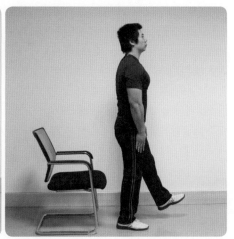

Tips

　　若患肢在蹲起時有不適感，說明前期的膝關節功能性恢復訓練沒有達到要求，應退回前一個難度較低的訓練階段，待膝關節功能和腿部肌肉達到要求後再進行本訓練。

腿部功能性康復訓練

此階段的功能性訓練着重於訓練手術後膝關節的本體感覺能力及穩固度，使雙腿適應各種複雜路面站立、行走、上樓梯、轉彎以及慢跑的需要。逐步使雙腿肌力恢復一致，身體平衡能力加強，達到全功能。

1 脫拐後上樓梯訓練

訓練目的

訓練手術後膝關節的本體感受及穩固度。

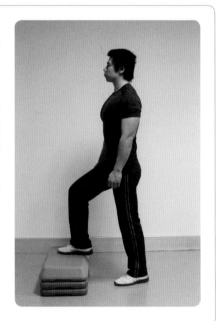

➲ 動作詳解

以右腳踏上台階為例，利用腹肌和股直肌的收縮發力把右腿向上牽引，使右腳率先登上台階並成為支撐點，利用右腿臀部肌肉的收縮完成右腿髖關節的後伸動作，同時右腿利用股四頭肌收縮完成右腿伸膝動作，從而將身體向上牽引，使左腳也踩在台階上。在右腳為支撐點左腳向上擺的過程中，保持軀幹與右腿脛骨平行。

然後換左腿上台階，以此類推，完成上樓動作。注意上樓時不要有左右的搖擺動作。

➲ 訓練組次數

訓練 1～3 分鐘為 1 組，每次訓練 2～3 組，每周訓練 2～3 次。

Tips

平常人的上樓梯動作，看起來很簡單，但對於膝關節手術後的人來說，需要重新學習，這種學習是在膝關節構造發生變化同時左右腿關節和肌肉不平衡狀態下進行的。康復時邁開的第一步就像重獲新生的第一步。所以，以上的上樓梯技巧，患者要經常練習，使肌肉產生記憶，以致習慣成自然。

2 | 二維台階訓練

訓練目的

訓練正向上樓梯和側位上樓梯的能力，增加膝關節在上樓梯時的本體感覺。

（1）正向台階訓練

➲ **動作詳解**

找一個牢固的訓練箱或跳操台，面對跳操台站立，左腳踏上跳操台，跟右腳；然後後退下到地面，再換右腳踏上跳操台，跟左腳；兩腿交替進行。注意控制身體平衡。

（2）側向台階訓練

➲ **動作詳解**

找一個牢固的訓練箱或跳操台，訓練者站在跳操台左側，右腳側向踏上跳操台，跟左腳；然後側步下到地面。轉身，換左腳，側向踏上跳操台，跟右腳；兩腿交替進行。注意控制身體平衡。

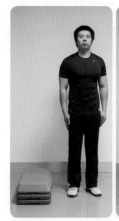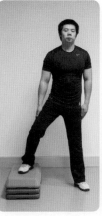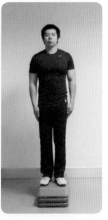

➲ **訓練組次數**

「二維台階訓練」

和「側向台階訓練」可一次進行，正向和側向台階訓練各 1～3 分鐘為 1 組，每次訓練 2～3 組，每周訓練 2～3 次。

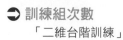
Tips

上下樓梯時，應扶住扶手，先邁健肢，患肢跟步；下樓梯時先邁患肢，健肢跟步；這樣可以較少患肢膝關節的受力，減少疼痛感。

3 四維彈力繩擺腿訓練

訓練目的

　　提高膝關節在受到水平面前、後、內、外的切向力時的強度，同時可以訓練臀大肌、臀中肌、股直肌和內收肌的肌力，從而起到加固膝關節的作用。

➲ 動作詳解

　　所謂「四維」指4個方向，即前、後、內、外。先把彈力繩固定在門上或器械上，患肢腳踝套入彈力繩中。

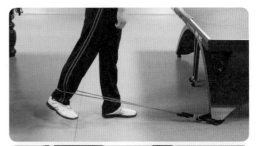

　　（1）訓練者面向彈力繩，膝關節伸直，腿向後擺動，即為後側彈力繩擺腿。該動作主要訓練膕繩肌和臀大肌力量，同時訓練膝關節對後方外力的受力能力，從後方加固膝關節。該動作也有對膝關節伸直訓練效果。

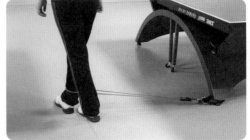

　　（2）訓練者膝關節伸直，身體側向面對彈力繩，使大腿向內側擺動，即為內側彈力繩擺腿。內側彈力繩擺腿又分為內側前擺和內側後擺。

　　內側前擺腿，訓練大腿內收肌群，同時訓練膝關節對斜後方外力的受力能力，從內側加固膝關節。

　　內側後擺腿，訓練大腿內收肌群和臀部部分肌群，同時訓練膝關節對斜前方外力的受力能力，從內側加固膝關節。

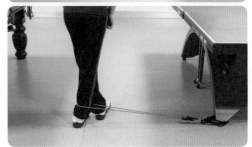

（3）訓練者膝關節伸直，轉身180度側對彈力繩使大腿向外外展，即為外側彈力繩擺腿。該動作訓練臀中肌、臀小肌和梨狀肌，同時訓練膝關節對外側外力的受力能力，從外側加固膝關節。

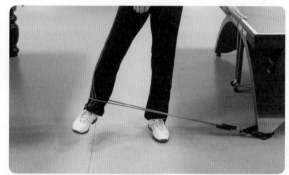

（4）訓練者膝關節伸直，背向彈力繩，大腿前擺，即為彈力繩前側擺腿。該動作訓練股四頭肌，同時訓練膝關節對前方外力的受力能力，從前側加固膝關節。

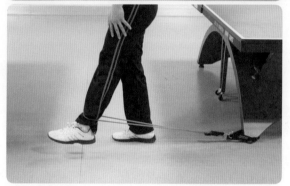

⊃ 訓練組次數

以上訓練可放到一次進行，前擺腿、後擺腿、內側擺腿、外側擺腿每組各做20～30次，每次訓練3～4組，每周訓練2～3次。

Tips

（1）要求任何一側的擺腿訓練都要伸直膝關節，以使膝關節適應各方向的力。

（2）健肢也要做四維擺腿，以訓練患肢膝關節的單腿支撐能力。

4 八方箭步蹲

適合人士

能輕鬆完成徒手箭步蹲、側步蹲、反式箭步蹲標準訓練組的訓練者。

訓練目的

該訓練動作是兼具腿部所有肌群全功能力量恢復的訓練，也是將腿部複合伸拉與腿部力量結合的綜合功能性訓練。

➜ **動作詳解**

站立位，身體周圍形成以站立者為中心的八個方位。前方、後方、左方、右方、左前側 45 度角、右前側 45 度角、左後側 45 度角、右後側 45 度角。分別向以上的這個方位出腿做箭步蹲，一個循環共 10 次箭步蹲。下蹲時吸氣，站起身時呼氣。

➜ **訓練組次數**

每組做 3 ～ 4 個循環。

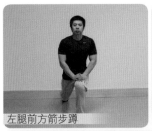
左腿前方箭步蹲

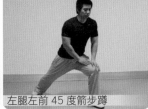
左腿左前 45 度箭步蹲

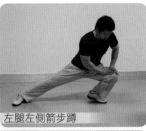
左腿左側箭步蹲

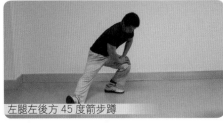
左腿左後方 45 度箭步蹲

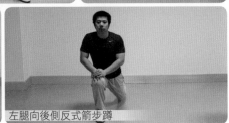
左腿向後側反式箭步蹲

Tips

後 45 度角方位的箭步蹲對膝關節壓力較大，如出現疼痛可先放棄兩個後 45 度角方位的箭步蹲，只做其他方位的箭步蹲動作，待膝關節康復效果好轉後再進行全方位箭步蹲訓練。

手術後第 2～3 個月康復訓練計劃

本階段為膝關節手術後康復訓練的最關鍵階段。如果把握好此階段的訓練，可以把膝關節伸直度、屈曲度恢復到手術前未受傷時的水平。同時專業的患肢肌肉平衡性康復訓練將使患肢的肌肉萎縮情況得到很大程度的改善。

本階段的訓練內容包括膝關節伸直訓練、膝關節屈曲度訓練、膝關節基礎功能性訓練、力量康復訓練、肌肉萎縮與肌肉不平衡針對性恢復訓練、腿部功能性康復訓練等六大部分。

其中膝關節伸直訓練、膝關節屈曲度訓練、膝關節基礎功能性訓練三部分每天都要訓練。力量康復訓練、肌肉萎縮與肌肉不平衡針對性恢復訓練、腿部功能性康復訓練這三部分每周訓練 3～4 次，至少間隔一天進行。

如果每天訓練項目和每周 3～4 次的項目在同一天發生多種訓練的重合，訓練順序依次為：①腿部功能性康復訓練；②肌肉萎縮與肌肉不平衡針對性恢復訓練；③力量康復訓練；④膝關節基礎功能性訓練；⑤膝關節伸直訓練。其中②③訓練可以合成一次訓練；④①訓練可以合成一次訓練，這兩次訓練間隔 2 小時以上。⑤可以作為所有訓練後的伸拉放鬆部分。而⑥膝關節屈曲度訓練在成功完成全屈曲度跪坐訓練之前，要和以上訓練間隔 3 小時以上，並且單獨完成，訓練後冰敷 10～20 分鐘。

每次訓練不要超過 2 小時。每次訓練組數不得超過 25 組，伸拉組除外。

所有升級訓練系統的內容，訓練者要找到自身的合適級別，然後訓練 1～2 周，再升級到下一級。由於個人體質和傷勢的不同，每個訓練者會有很大級別差異。

根據以上原則，患者可以自行安排自己的訓練計劃。

本階段所需工具：床、支具、醫用冰袋、牢固的椅子、跪坐用軟墊、脊柱正直站立用直桿、可調節啞鈴一副、平衡盤、彈力繩（最好用帶門扣的家用彈力繩）、跳操台（可用真實台階或牢固木箱代替）。

特別提示

以下訓練動作，在訓練時若出現關節疼痛或不適，立即停止訓練。如果是升級系統的訓練，則要減級訓練；非升級系統項目，果斷放棄訓練。至少推遲 2～4 周，待腿部機能進一步恢復後，再嘗試。

每日膝關節伸直訓練計劃

任選一種上文介紹的訓練方法，或者把各種訓練方法自行整合，每次訓練 10 ～ 20 分鐘，可以作為其他訓練後的放鬆伸拉訓練進行。

訓練動作包括：負重墊高伸直訓練、坐位體前屈、迷你箭步蹲膕繩肌牽拉伸膝、壓腿膕繩肌牽拉伸膝、側向壓腿、股四頭肌主動發力式伸拉。

每日膝關節屈曲訓練計劃

康復師可根據訓練者實際情況選擇有效的膝關節屈曲度訓練組合。

訓練步驟	訓練時間	可選動作
1. 髕骨鬆動術	3 ～ 5 分鐘	髕骨鬆動術
2. 預備熱身訓練	5 ～ 10 分鐘	上一次訓練中可以輕鬆達成的屈曲度訓練
3. 主訓練	20 ～ 40 分鐘	上一次訓練中達成很吃力的訓練或者未達成屈曲度的訓練
4. 冰敷	10 ～ 20 分鐘	—

膝關節屈曲度訓練匯總

1. 坐姿頂牆

2. 仰臥垂腿或負重仰臥

3. 床面滑行屈腿

（1）被動床面滑行屈腿

（2）主動床面滑行屈腿

4. 坐姿抱腿

加強版：拍檔保護下的抱腿訓練

升級版：拍檔抱腿訓練

5. 仰臥被動壓腿

6. 俯臥被動屈腿

7. 跪姿屈腿（也叫做跪坐訓練）

8. 摺疊式下蹲

補充伸拉項目：（補充伸拉項目都放在其他訓練最後作為放鬆訓練項目）

1. 坐姿合腿伸拉

2. 分腿跪姿伸拉

3. 跪姿後拉

膝關節屈曲訓練的終結目標：跪姿屈腿（也叫做跪坐訓練）

膝關節屈曲訓練終結功能性目標：摺疊式下蹲（可以輕鬆完成蹲式坐便器大便）

膝關節基礎功能性訓練

本訓練只做階段性訓練，當訓練者可以完成腿部功能性康復訓練後，即可完全放棄基礎功能性訓練。

1. 脊柱正直站立訓練，3～4組，每組1～3分鐘。

2. 單腳上樓梯訓練，3～4組，每條腿訓練10次為1組。

每周 3～4 次隔天訓練計劃

訓練原則

（1）以下每周訓練計劃的訓練日名稱分別是「第一天：腿部訓練日」「第二天：功能性訓練日」「第三天：肌肉平衡性康復日」「第四天：綜合訓練日」。如果採用每周3次的康復訓練計劃，可以放棄第四天「綜合訓練日」計劃。

（2）每天訓練前需要熱身，熱身方法可以採用脫拐後行走動作熱身，熱身時間5分鐘。

（3）下表中所有升級系統的訓練不要都練，只選升級系統中一款適合自己的訓練進行，待水平提高後，再選級別高的一款動作進行訓練。

訓練計劃

第一天：腿部訓練日（參照原書表格，下同）

訓練動作	訓練組數	每組要求
箭步蹲升級系統	3～4組	每條腿均訓練8～15次
側步蹲升級系統	2～3組	每條腿均訓練6～10次
深蹲升級系統	3～4組	12～20次
啞鈴硬拉	3～4組	8～12次
負重前躬身站起	2～3組	8～12次
補充伸拉項目1～2個動作	3～4組	1～2分鐘

第二天：功能性訓練＋上肢訓練日

訓練動作	訓練組數	每組要求
平衡盤訓練升級系統	3～4組	1～3分鐘
四維彈力繩擺腿訓練	每個方向各3～4組	每條腿均訓練20～30次
二維台階訓練	正向側向各2～3組	1～3分鐘
街舞式側滑步	2～3組	向左向右各10次
補充伸拉項目1～2個動作	3～4組	1～2分鐘

第三天：肌肉平衡性康復日

訓練動作	訓練組數	每組要求
單腿坐蹲（或單腿腿舉訓練）	3～4 組	8～12 次
雙人腿屈伸訓練（或單腿器械腿屈伸）	3～4 組	8～12 次
雙人腿彎舉訓練（或單腿器械彎舉）	3～4 組	8～12 次
靠牆靜蹲	1 組	1 分鐘以上
單腿提踵	3～4 組	每條腿均訓練 12～20 次
補充伸拉項目 1～2 個動作	3～4 組	1～2 分鐘

第四天：綜合訓練日

訓練動作	訓練組數	每組要求
平衡盤訓練升級系統	3～4 組	1～3 分鐘
單腿坐蹲（或單腿腿舉訓練）	3～4 組	8～12 次
箭步蹲升級系統	3～4 組	每條腿均訓練 8～15 次
啞鈴硬拉	3～4 組	8～12 次
靠牆靜蹲	1 組	1 分鐘以上
補充伸拉項目 1～2 個動作	3～4 組	1～2 分鐘

營養與飲食建議

本階段可以恢復正常生活飲食，最好注意多補充一些蛋白質。訓練後 1 小時內為補充蛋白質的窗口期，此時的蛋白吸收效率最高。

尋找最好的高蛋白食物，選擇很簡單：海參、紅肉、家禽和魚。然而考慮到成本問題，下面列出一些富含蛋白質又廉價的食品名單，供大家參考。

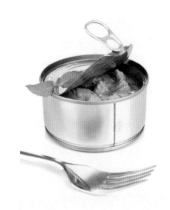

雞蛋

富含高質量蛋白質而且便宜。值得一提的是，一個雞蛋約含 6 克蛋白質。同時，雞蛋裏富含重要的支鏈氨基酸和谷氨酸，這將使雞蛋成為你訓練後肌肉恢復的首選食材。

但注意雞蛋在蛋白質含量高的同時，蛋黃中膽固醇也略高。每日食用全蛋數不宜超過 2 個。

花生醬

研究表明，花生所含植物蛋白比其他堅果都要高。雖然花生的蛋白質含量沒有火雞腿高，但同等蛋白質含量的情況下，論價格的低廉，花生醬勝出。但要注意，花生醬也是高脂肪食物。

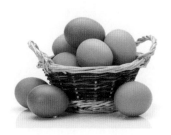

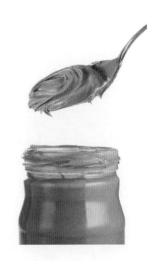

吞拿魚罐頭

即開即食、高蛋白質且價格便宜的海產品是什麼呢？首選吞拿魚罐頭。140 克吞拿魚罐頭約含 30 克蛋白質。

乳清蛋白粉

對於增加飲食中的蛋白質，或許乳清蛋白粉是成本效益最高的。它們對肌肉構建、力量訓練和大重量後的恢復提供了理想的氨基酸成分。乳清蛋白在人體內可以快速消化吸收，在訓練後迅速提供肌肉生長所需的材料。

但是，由於乳清蛋白是從牛乳中分離出的，所以會含有乳糖。如果你有乳糖不耐受症，你的身體將無法完全代謝乳糖，這會使你產生過敏症狀甚至腹瀉。

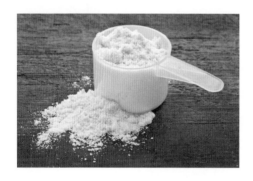

黃豆

黃豆價廉且富含蛋白質。每 100 克黃豆含 36 ～ 38 克蛋白質。

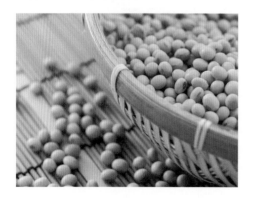

乳酪

230 克的低脂乳酪約含蛋白質 11 克。

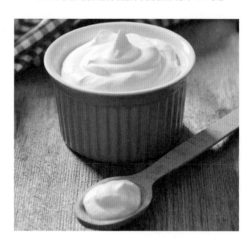

雞胸肉

每 100 克雞胸肉約含 21 克蛋白質。

牛肉

每 100 克牛肉約含 18.8 克蛋白質。

<table>
<tr><td>Chapter
6</td><td>膝關節手術後
第 4 ～ 6 個月康復訓練</td></tr>
</table>

膝關節伸直與屈曲訓練

　　雖然已經手術後 3 個月了，一般膝關節屈曲度在 10 周左右可以達到全屈曲度，即已經可以輕鬆完成臀部觸及腳踵的跪坐，但是對於膝關節屈曲和伸直訓練應該繼續進行，對之前的屈曲和伸直訓練進行鞏固，同時增加新的屈曲和伸直訓練內容。

　　此階段的膝關節屈曲和伸直訓練一般都放在力量訓練、功能性訓練的熱身、訓練組間歇以及訓練後進行，即可以不再單獨進行屈曲和伸直訓練。

　　具體訓練安排將放在該階段康復訓練計劃範例中。

　　以下補充訓練項目需在手術後 3 個月後進行或遵醫囑。

補充性伸拉訓練

1 前方直腿大踢腿

訓練目的

　　使患肢適應伸膝同時進行前抬腿的動作，對崎嶇路面的行走起到輔助訓練作用。

> ⊃ **動作詳解**
> 　　患肢伸膝到極限，繃腳尖，用力向上踢，到達極限後借重力放下腿。上踢時呼氣，放腿時吸氣。如站立不穩，可用患肢對側手臂扶住固定物進行練習。
>
> ⊃ **訓練組次數**
> 　　2 ～ 4 組，每條腿均訓練 10 ～ 15 次為 1 組。

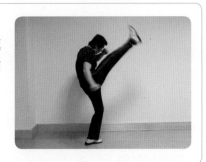

Tips

　　膝關節在整個動作過程中始終處於極限伸直位，沒有相對位移；不要在大踢腿過程中同時伸膝，以免傷到膝關節交叉韌帶。

2 直腿側擺腿

訓練目的

使患肢適應伸膝同時進行側抬腿的動作，對崎嶇路面的行走和翻越障礙物起到輔助訓練作用。

➔ **動作詳解**

患肢伸膝到極限，繃腳尖，用力向身體側面側擺，到達極限後借重力緩慢放下腿。上踢時呼氣，放腿時吸氣。如站立不穩，應以患肢對側手臂扶住固定物進行訓練。

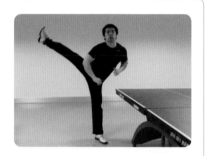

➔ **訓練組次數**

2～4 組，每條腿均訓練 10～15 次為 1 組。

Tips

膝關節在整個動作過程中始終處於極限伸直位，沒有相對位移；不要在側擺腿過程中同時伸膝，以免傷到膝關節交叉韌帶或副韌帶。

膝關節屈曲訓練

1 跪坐 + 按摩

訓練目的

鞏固手術後膝關節全屈曲度效果。

➔ **動作詳解**

如果跪坐後膝關節有壓迫疼痛感，可以用雙手摩擦患肢膝關節外表面，可以起到緩解疼痛的作用。保持跪坐時間 5～10 分鐘。

➔ **訓練組次數**

每天跪坐 1 次。

2 | 站姿屈腿訓練

訓練目的

在此階段，人體仍有一定機率出現膝關節「膠着」或屈曲不適，該拉伸動作可以緩解「膠着」現象和高屈曲位動作的不適。

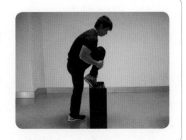

➲ **動作詳解**

患肢腳掌踩住一把椅子或台階踏板上，使膝關節屈曲，身體前傾使胸部貼緊大腿前側；雙手抱住患肢小腿，用力後拉並發力用患肢腳掌向下踩椅子。保持5～10秒。

➲ **訓練組次數**

每次訓練 2～4 組，每組訓練 10 次。

Tips

（1）也可伸拉健肢，同時訓練患肢的單腿支撐能力。

（2）該訓練放在力量訓練和功能性訓練熱身、訓練後或訓練間隙期。

---

3 | 站姿後屈腿伸拉訓練

訓練目的

可作為訓練前後的拉伸動作，緩解人體在各種行動中可能出現的膝關節高屈曲位動作的不適。

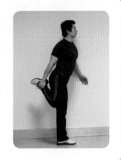

➲ **動作詳解**

一條腿作為支撐腿，另一條腿膝關節向上屈曲，儘量使腳踵接近臀部，向後伸手抓住彎曲腿的腳踝用力上拉，以使腳踵觸及臀部，保持 5～10 秒。如站立不穩，可一手抓住固定物保持身體平衡；完成 12～15 次後換另一條腿，抬腿時呼氣，放腿時吸氣。

➲ **訓練組次數**

每次訓練 1～3 組。

肌肉力量訓練

1 啞鈴深蹲

適合人士

可以完成徒手深蹲 4 組，每組 20 次者。

訓練目的

徒手深蹲的強化版，繼續加強股四頭肌和膕繩肌肌力，以繼續穩固膝關節。也可額外訓練到斜方肌，並對提起重物有訓練效果。

➥ **動作詳解**

下蹲，雙手各持一隻啞鈴，挺直腰站起，然後再下蹲。蹲起時膝蓋仍然不要超過腳尖。雙肩保持穩定，不要讓手中的啞鈴擺動。站起時呼氣，下蹲時吸氣。

➥ **訓練組次數**

每周 1 ～ 2 次，每次訓練 3 ～ 4 組，每組訓練 8 ～ 12 次。

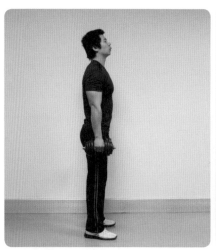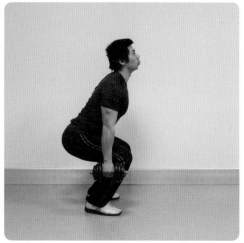

2 | 啞鈴箭步蹲走

適合人士

可以完成徒手箭步蹲 4 組，每組 20 次者。

訓練目的

徒手箭步蹲的強化版，繼續加強股四頭肌、膕繩肌和臀大肌肌力，以繼續穩固膝關節。

➲ 動作詳解

兩手各持一隻啞鈴，先完成一次啞鈴硬拉將啞鈴置於身體兩側。然後右腿向前邁出一大步，身體借勢下蹲，形成箭步蹲狀，兩隻啞鈴提在身體兩側。左腿向前跟步回歸站立位，然後左腿向前邁步形成第 2 次箭步蹲。左右腿交替依次往復。下蹲時吸氣，站起時呼氣。

➲ 訓練組次數

每周 1～2 次，每次訓練 3～4 組，每組訓練 16～24 次。

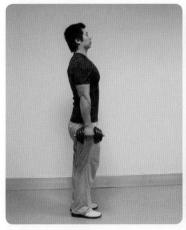 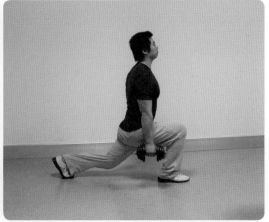

Tips

（1）若動作過程中膝關節有不適感，請更換成非負重的普通箭步蹲。

（2）注意控制腳步大小和下蹲深度，以膝關節無不適感為宜。

3 啞鈴側步蹲

適合人士

可以完成徒手側步蹲 4 組，每組 12 次者。

訓練目的

徒手深蹲的強化版，繼續加強股四頭肌、臀中肌肌力，以繼續穩固膝關節。

> ➲ **動作詳解**
>
> 　　兩手各持一隻啞鈴，先完成一次啞鈴硬拉將啞鈴置於身體兩側。然後右腿向右邁出一大步，身體借勢下蹲，形成側步蹲狀，兩隻啞鈴提在身體前側，控制下蹲姿勢以使膝關節不超過腳尖。再收右腿回歸站立位，左腿向左邁步形成另一側箭步蹲。左右腿交替依次往復。下蹲時吸氣，站起時呼氣。
>
> ➲ **訓練組次數**
>
> 　　每周 1～2 次，訓練 3～4 組，每組訓練 16～24 次。

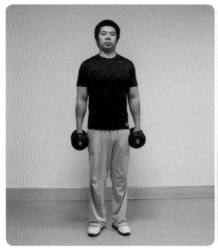 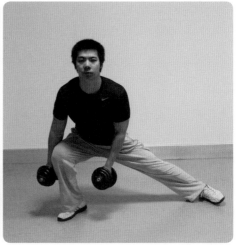

Tips

（1）若動作過程中膝關節有不適感，請更換成非負重的普通側步蹲。

（2）注意控制腳步大小和下蹲深度，以膝關節無不適感為宜。

4 負重八方蹲

訓練目的

　　此訓練為八方箭步蹲的升級版。進一步增強膝關節在360度給各個方位承受外力的能力，從而有效減少膝關節受到橫向力受傷的機率。同時該訓練可以有效對腿部各個方位肌肉和軟組織產生拉伸效果。該訓練動作要以八方箭步蹲為基礎，能輕鬆完成八方箭步蹲3組，每組30次的訓練者方可升級為負重八方蹲。

> ➲ **動作詳解**
> 　　訓練動作和八方箭步蹲類似。

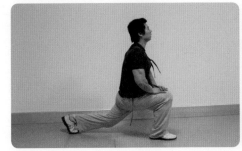 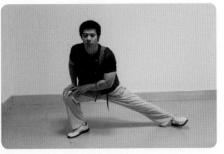

Tips

　　負重不宜使用啞鈴或槓鈴，因為啞鈴、槓鈴等器具會改變身體重心，使訓練和實際狀態出現力學誤差。此時建議使用的負重器具為沙衣。

肌肉萎縮與肌肉不平衡針對性恢復訓練

1 基礎複習

雙人腿屈伸訓練（或單腿器械腿屈伸）

> ➲ **動作詳解**
> 　　見203頁或204頁。

雙人單腿腿彎舉（或單腿器械彎舉）

➲ **動作詳解**
　　見 201 頁或 202 頁。

2 ｜ 單腿坐蹲（或單腿水平坐姿腿舉）

➲ **動作詳解**
　　見 207 頁。

3 ｜ 單腿硬拉

適合人士

　　患肢單腿可站立 3 分鐘以上者，該動作最好在手術後 10 周在拍檔保護下嘗試，以免發生危險。

訓練目的

　　強化膕繩肌和臀大肌，訓練單腿平衡能力，從而預防康復後潛在的摔倒或滑倒。單腿硬拉可以專門用於患肢一側膕繩肌和臀大肌的強化，快速緩解由於受傷或手術後靜置造成的兩腿不平衡症狀。

➲ **動作詳解**
　　患肢單腿站立，膝關節微屈（水平高者也可膝關節伸直），上身前傾，健肢向後伸，儘可能使上身與健肢成一條直線並與地面平行，兩隻手可同時觸地。然後利用膕繩肌、臀大肌和腰部肌肉完成身體的直立。直立後仍單腳站立，再進行下一次動作。躬身時吸氣，直起身時呼氣。

➲ **訓練組次數**
　　每周 1～2 次，訓練 3～4 組，每組訓練 8～12 次。

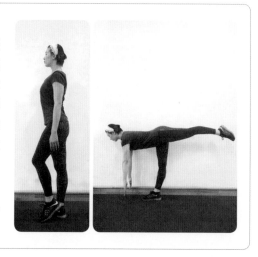

4 負重單腿提踵

適合人士

單腿提踵可以完成 4 組，每組 20 次者。

訓練目的

加強小腿三頭肌的肌力，尤其膝關節受傷側需要額外多訓練，以快速消除患肢的肌肉萎縮。

⊃ **動作詳解**

右手單手持一隻啞鈴於體側，左手扶一固定物保持身體平衡，抬起左腳並將左腳置於右腿後以使身體的重量更多壓到右腿上。右腳慢慢踮起腳尖至極限，保持 1～3 秒，然後緩慢下放腳踵。完成規定次數後換另一條腿，主要強化患肢的小腿。提踵時呼氣，下放腳踵時吸氣。

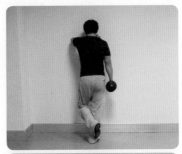

⊃ **訓練組次數**

每周 1～2 次，訓練 3～4 組，每組訓練 12～20 次。

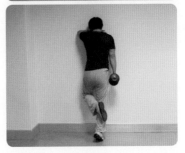

Tips

可在腳掌下墊一塊堅硬木板以提高動作難度，進一步強化小腿三頭肌。

腿部功能性訓練

本階段功能訓練在上一階段訓練上下樓梯和膝關節多角度受力能力的基礎上將着重進行跑步和跳躍的功能性恢復，以減少患者在被動跳躍或腳踩空時膝關節受傷的機率。

特別提示：以下訓練包括一些踏跳類動作、手術後康復期患者訓練，必須在專業膝關節康復訓練師的指導下完成，以免造成二次受傷。

1 | 樓梯訓練

訓練目的

訓練上下樓梯時的膝關節受力能力，及持續對膝關節施壓時的肌肉耐力。

➲ **動作詳解**

連續爬樓梯 5 ～ 15 分鐘，要求上樓梯與下樓梯時間比為 1 ： 2。根據訓練者自身身體條件而決定訓練時間。訓練前注意對腿部肌肉進行適度伸拉。如果實際上樓梯不方便，也可用踏板的台階訓練替代實際上樓梯。

➲ **訓練組次數**

每周訓練 3 次，隔天進行。

2 | 小步跳

適合人士

可完成徒手深蹲標準組者。

訓練目的

跳躍動作對膝關節的衝擊力要遠大於行走，所以訓練跳躍要從小步跳練起，以使膝關節逐步適應跳躍產生的衝擊力。

➲ **動作詳解**

雙腳併攏或微分開，先半蹲位蓄力，然後向前小步跳躍，跳躍距離控制在 30 厘米以內，跳躍高度在 20 厘米以內，落地時注意利用腿部肌肉的離心收縮緩衝法，即落地時下蹲緩衝以使腿部肌肉承擔更大負荷，讓膝關節儘可能承受小的衝擊力。連續跳 20 ～ 30 次為 1 組。

➲ **訓練組次數**

每次訓練 3 ～ 4 組。

3 慢跑

適合人士

可以完成至少 5 分鐘樓梯訓練者。

訓練目的

提高膝關節在較低衝擊慢跑時的抗壓能力，學會用腿部肌肉控制跑步時地面對膝關節的衝擊力。

➡ **動作詳解**

在走路膝關節完全無痛感後，可以訓練小步跑。建議第一次小步慢跑採用 1～3 分鐘慢跑，若膝關節無不適感，休息 2 天後，加 1 分鐘；再休息 2 天，再加 1 分鐘；依次類推，加到連續慢跑 10 分鐘。如果訓練者還想繼續加強跑步能力，下一個訓練階段將繼續增加訓練難度。

4 慢速單搖跳繩

適合人士

可以完成小步跳標準組者。

訓練目的

提高膝關節在小跳時承受地面震盪和衝擊力的能力，學會用腿部肌肉控制小跳時地面對膝關節的衝擊力。

➡ **動作詳解**

以手腕發力搖繩，跳起高度以 3～5 厘米為宜，落地時前腳掌着地，踝關節緩衝，減輕對膝關節的衝擊。保持呼吸節奏，全身放鬆。

➡ **訓練組次數**

訓練 2～4 組，每組 20～30 個。

Tips

每次訓練控制速度，要求慢速，每次不宜超過 3 分鐘。訓練過程中或訓練後如出現任何膝關節不適感，請推遲該訓練 4 周。如果仍然有不適感，果斷放棄該訓練。

5 小步側向跳躍

適合人士

可以輕鬆完成側向台階訓練,且小步跳(或單搖跳繩)者。

訓練目的

提高膝關節承受側向踏跳所產生衝擊力的能力,也可以提高膝關節承受側方切向力的能力,對提高膝關節本體感覺有良好幫助。

➲ **動作詳解**

訓練者兩腳開立站立,站距與肩同寬。右腳向右側方蹬地,身體向左側跨步躍起,身體有一定騰空時間,左腳腳尖先着地,然後慢慢過渡到全腳掌,以通過踝關節足背屈動作和小腿三頭肌離心收縮進行緩衝,減少膝關節所受壓力。再換左腳,向左側方蹬地,身體完成向右側的跳躍。訓練時注意調整呼吸節奏,兩臂依節奏前後擺動以增加身體平衡。

➲ **訓練組次數**

每次 3 ～ 4 組,每組左右各跨跳 6 ～ 10 步。

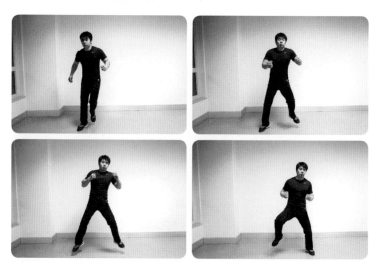

Tips

本階段的側向跳躍,跳躍距離儘量小於 30 厘米。

6 跳矮箱

適合人士

可以輕鬆完成小步跳或單搖跳繩者。

訓練目的

提高腿部爆發力、彈跳力，同時使膝關節適應彈跳狀態下產生的高衝擊力。訓練者通過該訓練要學會用腿部肌肉的離心收縮緩衝技術，儘可能減少起跳和落地時地面對膝關節的衝擊力。該訓練可有效預防人在起跳和落地時膝關節扭傷。

➲ 動作詳解

找一個足夠結實的箱子或跳操台，其高度要達到保證安全的程度，最好低於 30 厘米。訓練者站於跳操台後，屈臀屈膝以集中更多力量，爆發性用力跳上跳操台。立即走下箱子，完成第二次跳箱動作。在保證安全的情況下試圖每組增加一點箱子或跳操台的高度。

➲ 訓練組次數

每次 3～4 組，每組 6～12 次。

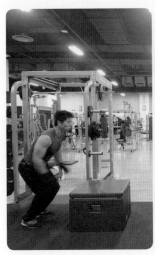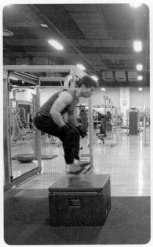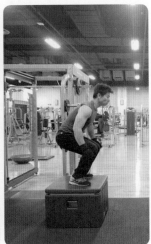

手術後第 4～6 個月康復訓練計劃

膝關節伸直訓練

本階段已完全沒有單獨進行的膝關節伸直訓練，伸直訓練只作為其他訓練後的放鬆拉伸訓練。訓練內容包括：坐位體前屈、迷你箭步蹲膕繩肌牽拉伸膝、壓腿膕繩肌牽拉伸膝、側向壓腿、股四頭肌主動發力式伸拉、前方直腿大踢腿、直腿側擺腿。每次力量訓練或功能性訓練後，從以上伸直訓練內容中任選 2～3 款動作，隨意搭配，伸直訓練 5 分鐘即可。

膝關節屈曲訓練

手術 3 個月後，訓練者按照本書推薦的膝關節屈曲訓練方法，應該可以達到膝關節全屈曲度，即完成跪坐訓練。在本階段，則應鞏固膝關節屈曲訓練的效果，把屈曲訓練保持半年。

如果訓練者膝關節屈曲訓練可以完成全屈曲度，此階段用三個動作進行鞏固，且這三個動作不必單獨進行，放在功能性訓練和肌肉訓練後作為拉伸放鬆即可。這三個動作分別為「跪坐＋按摩」、站姿屈腿訓練、站姿後屈腿伸拉訓練。

每周 3～4 次隔天訓練計劃

訓練原則

（1）以下每周訓練計劃的訓練日名稱分別為「第一天：腿部訓練日」「第二天：功能性訓練」「第三天：肌肉平衡性康復日」「第四天綜合訓練日」。如果採用每周 3 次的康復訓練計劃，可以放棄第四天綜合訓練日計劃。

（2）每天訓練前需要熱身，熱身方法可以採用慢跑、樓梯訓練、慢速單搖跳繩或騎自行車，熱身時間 5 分鐘。

（3）當本階段患肢與健肢圍度差小於 3 厘米後，肌肉平衡性強化訓練時，可以讓患肢和健肢完成相同組次數。

訓練計劃

第一天：腿部訓練日

訓練動作	訓練組數	每組要求
啞鈴深蹲	3～4 組	8～12 次
啞鈴箭步蹲走	3～4 組	每條腿均訓練 8～12 次
啞鈴側步蹲	3～4 組	每條腿均訓練 8～12 次
八方箭步蹲 （有實力者可以身穿 5 千克沙衣負重）	3～4 組	20～30 次（每輪次動作共 10 次）

訓練動作	訓練組數	每組要求
靠牆靜蹲	1 組	做至力竭
膝關節伸直訓練	1 組	3～5 分鐘
膝關節屈曲訓練	1 組	5 分鐘

第二天：功能性訓練

訓練動作	訓練組數	每組要求
小步跳	3～4 組	連續跳 20～30 次
跳矮箱	3～4 組	6～12 次
小步側向跳躍	3～4 組	左右各跨跳 6～10 步
膝關節伸直訓練	1 組	3～5 分鐘
膝關節屈曲訓練	1 組	5 分鐘

第三天：肌肉平衡性康復日

訓練動作	訓練組數	每組要求
單腿硬拉	3～4 組	8～12 次
負重單腿坐蹲（或單腿水平坐姿腿舉）	3～4 組	8～12 次
負重單腿提踵	3～4 組	每條腿均訓練 12～20 次
雙人腿屈伸訓練（或單腿器械腿屈伸）	3 組	8～12 次
雙人腿彎舉訓練（或單腿器械腿彎舉）	3 組	8～12 次
膝關節伸直訓練	1 組	3～5 分鐘
膝關節屈曲訓練	1 組	5 分鐘

第四天：綜合訓練日

訓練動作	訓練組數	每組要求
八方箭步蹲（有實力者可以身穿 5 千克沙衣負重）	3～4 組	每組 3～4 個循環，每個循環 10 次動作
膝關節伸直訓練	1 組	3～5 分鐘
膝關節屈曲訓練	1 組	5 分鐘

運動後按摩

本階段的力量訓練負荷略大，訓練後或許出現遲發性肌肉痠痛。此時可以在訓練後進行溫水沐浴，沐浴後進行恢復性按摩。運動後恢復性按摩可消除身心疲勞。肌肉在按摩刺激下，血管擴張，血液循環加快，供給肌肉的養料和氧氣增加。同時肌肉在運動中殘留的乳酸等廢物，能迅速被血液循環帶走，從而改善肌肉營養狀況，加快肌肉疲勞的消除。如果訓練中出現肌肉拉傷或任何運動組織疼痛，要停止按摩，以防按摩手法加重組織的受損。運動後恢復性按摩分兩大部分，一部分是肌肉按摩，另一部分是關節與軟組織被動牽拉。如果有條件，在肌肉按摩時加入精油或活絡油按摩，效果會更好。

大肌肉群按摩原則

可按摩的肌肉群一般為大肌肉群。包括：大腿前側、後側、內側、外側、臀部，小腿後側，大臂，小臂，手部，肩部和背部等部位。以上部位以揉捏為主，要從輕推摩開始，再做揉捏，循序漸進升級為重推摩、按壓及叩擊等輔助手法，最後以輕推摩、抖動結束。當整個上肢或下肢做完按摩後，可以做肢體的輕抖動或被動伸拉。腰背部的按摩以摩擦和揉捏為主。在脊柱兩邊多做掌根摩擦。摩擦和揉捏要在整個腰背部完成，重點在背闊肌、脊柱豎脊肌和骶棘肌。在摩擦和揉捏過程中不可按壓脊柱本身，需沿脊柱兩側肌肉走向做按壓和叩擊，由下到上或由上至下均可。叩擊的時間可以稍長一些，最後在腰背部做一遍輕推按摩便可結束。

沿着肌肉的走向按摩原則

所有擠壓推按的手法需按照肌肉走向按摩，以便於肌肉中代謝廢物的排出；又由於訓練時肌肉微細結構通常造成損傷，順向肌肉按摩不會加重這種損傷。

訓練量有別原則

一般性訓練每次小於 1.5 小時，若為分組訓練，每組訓練次數為 8 ～ 12 次；若為有氧耐力訓練，每次小於 2 小時；訓練後第二天無嚴重肌肉痠痛感。達到這樣的訓練量，訓練後可直接進行按摩。

若訓練採用分組訓練，每組訓練次數應小於 8 次，有氧訓練大於 2 小時；且訓練後第二天有明顯肌肉痠痛感。這樣訓練量不要直接進行肌肉按摩，而要進行目標肌肉冰敷 10 ～ 20 分鐘。在訓練後 48 小時以後再進行肌肉按摩。若訓練時出現肌肉拉傷或軟組織受傷，訓練後絕不可按摩，要進行冰敷。

指法原則

按摩指法包括：擠、壓（指腹壓、指節壓、腕壓、膝壓、腳壓）、推、按、掌拍、叩擊、拳滾、按摩棒等。

大運動量訓練後按摩原則

由於每個人體質不同，同樣的訓練量，有的人覺得少，有的人卻覺得太多，難以承受。本書給出一個通用的訓練量判斷方法。

大運動量訓練的判斷標準：第二天有明顯肌肉痠痛感，甚至難以上下樓。久不運動者的初次訓練被視作大運動量訓練。

大運動量訓練，一般按摩放在訓練 48 小時後。如果訓練者還是覺得訓練目標肌肉疼痛，說明訓練者的肌肉恢復能力較弱，肌肉組織仍有損傷。此時可以用按摩進行「外力性再生訓練」。運動後按摩不要按壓關節銜接處、骨骼末端、軟組織和所謂的穴位，更不要使用快速抻拽關節的各種手法，這會增加被按摩者受傷的機率。正確的按摩方法，需要按摩肌肉本身，原則是沿着肌肉的走向擠壓推按。按摩完的效果是有放鬆感，全身很舒服。

膝關節手術後半年康復訓練原則

膝關節手術後，如果半年內可以按照本書推薦的升級康復訓練計劃循序漸進地推進，半年後可以按照第二章「膝關節傷病預防訓練」的訓練內容循序漸進地進行。同時在完成膝關節康復訓練持續 10 個月以後，可以加入以下訓練動作。

1 中步跨跳

適合人士

可完成箭步蹲走，且小步跳者。

訓練目的

作為對加速跑的基礎訓練項目，該動作對膝關節產生的衝擊力要明顯大於慢跑和單搖跳繩。因而該動作只適合那些可以輕鬆完成 10 分鐘慢跑和 3 分鐘單搖跳繩者。

> ➲ **動作詳解**
>
> 訓練者兩腳站立，站距小於肩寬。左腳蹬地，向前高抬右腿，左臂前擺，右臂後擺，完成向前跨步，身體有一定騰空時間；右腳着地後立即蹬地，向前高抬右腿，右臂前擺，左臂後擺。以此類推，完成規定步數。
>
> ➲ **訓練組次數**
>
> 每次 3 ～ 4 組，每組向前跨跳 12 ～ 20 步（每條腿 6 ～ 10 步）。

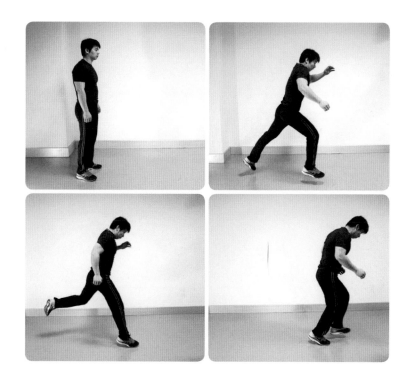

Tips

由於膝關節還處於恢復期，不要發全力向前跨跳，以免造成膝關節受傷。

2 │ 單腿跳繩

適合人士

可以完成單腿坐蹲、單腿提踵和單搖跳繩者。

➲ **動作詳解**

用患肢單腳站立，完成跳繩。

Tips

注意體會起跳和落地時膝關節的受力情況，控制好身體平衡。

3 變換跳繩

適合人士

可以完成單腿跳繩者。

> ➲ **動作詳解**
>
> 前3分鐘利用技巧跳繩（比如單腿跳、倒跳、雙搖等），後3分鐘採用普通的單搖跳。

Tips

有跳躍內容的膝關節康復訓練內容，寧慢勿快，同一個動作保持至少1個月以上，再考慮升級，或者訓練前諮詢醫生或專業康復師。

膝關節手術後一年以上的保養原則

在沒有專業康復師和運動教練指導的情況下，儘量不要做受傷腿單腿起跳、單腿落地動作，比如籃球的上籃動作、搶籃板後的單腳落地動作、跳遠的單腳起跳動作等。建議手術後最好放棄籃球、跳遠、羽毛球、排球等需要踏跳動作的運動。

不要進行有急停急轉動作的運動。建議放棄足球、橄欖球等有急停急轉動作的運動。

武術類項目，建議不要進行有掃腿、鞭腿、膝擊等打擊技的技擊類運動；不要進行摔跤柔道等摔投類對抗項目；不要進行有攻擊膝關節關節技的運動，比如柔術。

不要試圖從高處跳下。如果不慎摔倒或滑倒，儘量使用倒地受身技術，可以有效降低膝關節再次受傷的幾率。

即使手術成功，康復訓練效果顯著，也要記住，膝關節畢竟受過傷，要格外愛惜，建議這套膝關節康復訓練保持着做下去，將帶給你一生的膝關節健康。

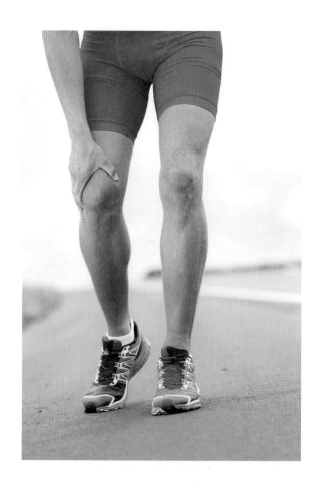

聲明

　　膝關節有傷者須在醫院運動醫學科或骨科進行全面檢查，若膝關節及其附屬結構沒有形態和器質性病變，抑或傷者已進行膝關節手術，同時脊椎、髖關節、踝關節無其他問題者，可按康復訓練步驟，由手術後第一階段康復訓練開始，依時間安排循序漸進進行膝關節康復和功能性恢復訓練。訓練中以膝關節無不適感為自我判定指標。其他特殊問題，傷者請遵醫囑。

鳴謝

徐雁

負責本書第五章部分內容撰寫。北京大學第三醫院主任醫師、副教授、臨床醫學博士，中華醫學會運動醫療分會青年委員。

孫志健

負責本書部分攝影。空軍某部現役軍人、軍旅畫家、攝影師。其作品先後入選國際壁畫雙年展、第三屆全國壁畫大展、第十二屆全國美展、第三屆全國架上連環畫展。

吳　敏

參與本書第三章部分動作示範。2004 年杭州國際馬拉松冠軍、中國國家隊長跑運動員、國際運動健將、健康跑訓練專家、「吳敏健康跑訓練營」創始人。

傅　濤

參與本書第五章校對工作。醫學博士、副教授，就職於天津體育學院健康與運動科學系運動保健與康復醫學教研室。

周　琳

體能與營養顧問。國家隊奧運金牌隊員康復與體能教練、營養師。

陳曉君

配合本書部分動作示範。北京體育大學在讀碩士，2012 年倫敦奧運會花樣游泳團體亞軍。

莊方東

配合本書部分動作示範。北京大學化學系在讀博士；曾為北大山鷹社攀岩處處長，2012 年攀登雀兒山（6168 米）。

謝思場

配合本書部分動作示範。2012 全國跳水錦標賽男子全能冠軍、2015 年喀山世界游泳錦標賽男子跳水一米板冠軍。

劉　超

配合本書部分動作示範。2011 年全國橄欖球冠軍賽冠軍、2012 年全國冠軍賽冠軍、錦標賽冠軍。

王天舒

配合本書部分動作示範。從事金融行業、經理。熱愛足球、籃球等運動。

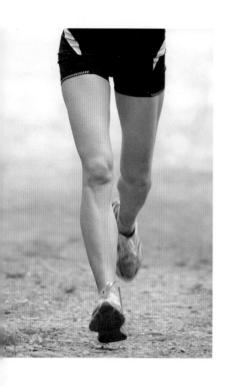

終結膝痛

作者
張付

編輯
龍鴻波、紫彤

美術設計
Ceci

排版
辛紅梅

出版者
萬里機構出版有限公司
香港鰂魚涌英皇道1065號東達中心1305室
電話：2564 7511
傳真：2565 5539
電郵：info@wanlibk.com
網址：http://www.wanlibk.com
　　　http://www.facebook.com/wanlibk

發行者
香港聯合書刊物流有限公司
香港新界大埔汀麗路 36 號
中華商務印刷大廈 3 字樓
電話：2150 2100
傳真：2407 3062
電郵：info@suplogistics.com.hk

承印者
美雅印刷製本有限公司

出版日期
二零一七年十二月第一次印刷

本書之出版，旨在普及醫學知識，並以簡明扼要的寫法，闡釋在相關領域中的基礎理論和實踐經驗總結，以供讀者參考。基於每個人的體質有異，各位在運用書上提供的方法進行防病治病之前，應先向家庭醫生徵詢專業意見。

本中文繁體字版本經原出版者江蘇鳳凰科學技術出版社授權出版並在香港、澳門地區發行。